DE LA

LÉGISLATION SUR LES ALIÉNÉS

DANS LES ILES BRITANNIQUES

PAR

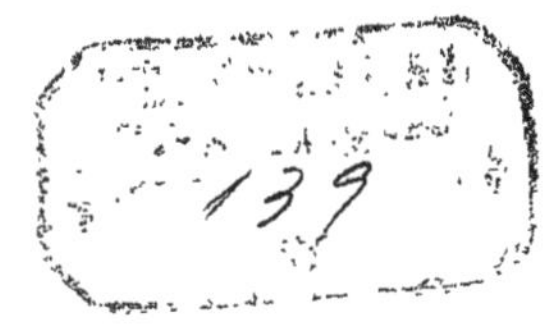

Le Dr René SEMELAIGNE

Ancien interne des hôpitaux de Paris et de l'hospice de la Salpêtrière
Ex-Chef de Clinique adjoint des Maladies mentales

PARIS
G. STEINHEIL, ÉDITEUR
2, RUE CASIMIR-DELAVIGNE, 2

1892

DE LA

LÉGISLATION SUR LES ALIÉNÉS

DANS LES ILES BRITANNIQUES

IMPRIMERIE LEMALE ET Cie, HAVRE

DE LA

LÉGISLATION SUR LES ALIÉNÉS

DANS LES ILES BRITANNIQUES

PAR

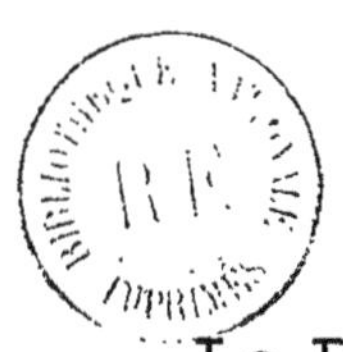

Le Dr René SEMELAIGNE

Ancien interne des hôpitaux de Paris et de l'hospice de la Salpêtrière
Ex-Chef de Clinique adjoint des Maladies mentales

PARIS

G. STEINHEIL, ÉDITEUR

2, RUE CASIMIR-DELAVIGNE, 2

—

1892

TO

Dr DANIEL HACK TUKE

Ex President of the Medico Psychological Association
of Great Britain and Ireland
Joint Editor of the Journal of Mental Science *and formerly*
Visiting Physician to the York Retreat

DE LA

LÉGISLATION SUR LES ALIÉNÉS

DANS LES ILES BRITANNIQUES

AVANT PROPOS

Désirant faire connaître la nouvelle législation anglaise sur les aliénés, nous avons cru utile de tracer d'abord un rapide historique des lois et règlements qui se sont succédé sur cette matière, et dont le *Consolidated Act* n'est, en réalité, que l'aboutissant et le résumé. Nous exposons ensuite la situation des aliénés en Ecosse et en Irlande, nous efforçant d'être aussi bref et succinct que possible, vu l'aridité du sujet.

Nous profitons de l'occasion qui nous est offerte de rendre un témoignage public de gratitude au Dr Hack Tuke, pour la bienveillance qu'il nous a témoignée pendant notre séjour en Angleterre, et l'intérêt constant qu'il n'a cessé de nous porter depuis lors.

ANGLETERRE ET PAYS DE GALLES

Les aliénés, en Angleterre et dans le pays de Galles, se répartissent en trois grandes classes : les malades soignés à leurs propres frais, ou *private patients;* les indigents (*pauper patients*), entretenus sur les deniers publics ; les aliénés criminels (*criminal lunatics*) commis à la garde de l'État.

Parmi les *private patients*, les uns déclarés aliénés après enquête, se trouvent placés sous la tutelle du Lord Chancelier (*Chancery Lunatics;* les autres sont, sur ordres judiciaires, et certificats médicaux, internés dans un asile public ou privé, ou maintenus, comme *single patients*, dans des maisons particulières non autorisées.

Vieilles coutumes anglaises. — Les vieilles coutumes anglaises définissaient l'idiot « un être n'ayant pas fait preuve, depuis sa naissance, de la moindre parcelle d'intelligence, et que la loi présume ne devoir jamais en posséder ». Elles ne considéraient donc pas comme tel l'homme jouissant d'une faible lueur de raison, capable de nommer ses parents, de dire son âge, ou autres choses semblables. Quant à l'aliéné, le *non compos mentis*, dont les facultés avaient sombré par suite de maladie, chagrin ou accident, il était supposé présenter des intervalles lucides.

Act d'Edouard I, confirmé par Edouard II, en 1324. — Les prescriptions de la loi variaient suivant ces distinctions, l'aliéné se trouvant à la charge du roi, tandis que la garde de la personne de l'idiot et le soin de ses biens étaient confiés au seigneur suzerain ; parfois cependant, à la suite d'abus flagrants, on les transférait au roi, conformément à un Act d'Edouard I, confirmé par

Edouard II, en 1324. Le souverain prenait alors en mains la gestion de la fortune, percevait les revenus sans nul dommage ou détournement, et pourvoyait le malheureux de toutes les choses nécessaires : après décès, les biens faisaient retour aux héritiers directs.

A l'égard des aliénés, c'est-à-dire de ceux qui, à un moment donné, ont joui de l'intelligence et de la mémoire, l'Act s'exprimait ainsi : « Le roi, lorsqu'un de ses sujets vient à perdre la raison, pourvoit à ce que, entre les intervalles lucides, ses propriétés soient mises à l'abri de tout préjudice ou ruine, et que leurs revenus fassent vivre et lui-même et sa famille ; le surplus, gardé pour l'usage personnel du malade, lui est rendu lors de son retour à la raison. Les propriétés ne doivent être aliénées sous aucun prétexte, et le roi ne peut en tirer profit. Si le malade meurt sans avoir recouvré la raison, le reliquat est distribué pour le repos de son âme ».

Les usages donnèrent ensuite au jury le soin de décider si un individu serait classé parmi les idiots ; sur la déclaration identique de douze des membres présents, la Couronne concédait les biens et la personne du malheureux à quiconque avait intérêt suffisant à les obtenir. Une certaine somme était prélevée pour le roi.

Sous le règne de Jacques I, le Parlement discuta la question de confier la garde de l'idiot à ses parents, moyennant un équivalent payé à la Couronne pour la perte qu'elle éprouvait ; mais aucune décision ne fut prise. On abusait du reste fort peu de la loi, le jury rendant rarement un verdict d'idiotie véritable, c'est-à-dire de naissance, et déclarant plus volontiers qu'il s'agissait d'un *non compos mentis ;* de cette façon les biens, conservés pour le malade lui-même, faisaient retour après sa mort aux héritiers.

Constitution d'un jury. — Pour obtenir la réunion d'un jury, une demande par déclaration sous serment, adressée au Lord Chancelier, le priait de prescrire une enquête dans le but de vérifier l'allégation d'idiotie ou d'aliénation mentale. Le Lord Chancelier, après étude de la requête, ordonnait au shériff du comté de soumettre l'affaire à un jury. Sur un verdict affirmatif, le malade jouissait du droit de comparaître de sa personne ou par délégation en Cour de chancellerie, et de réclamer un examen soit devant la Cour, soit devant le roi et son conseil, à Westminster ; si cette nouvelle épreuve lui était favorable, le verdict prononcé devant le shériff se trouvait nul de plein droit.

Plus tard, trois commissaires nommés par le Lord Chancelier furent chargés de formuler l'ordre de *lunatico inquirendo ;* le jury déclarait si la personne désignée était aliénée ou non, et les commissaires transmettaient le verdict au Lord Chancelier.

Act de 1744. — Le premier Act du Parlement concernant les aliénés date de 1744, sous le règne de Georges II. Auparavant plus d'une voix s'était élevée pour protester contre les séquestrations arbitraires opérées sous le couvert de la folie, et pour réclamer des améliorations au sort des malheureux internés.

Daniel Defoë, dans sa revue, suppliait la reine Caroline d'inaugurer son règne par une mesure digne d'elle, et de prendre en pitié tant de souffrances ; vaines réclamations. Enfin parut l'Act de 1774, et encore cet Act semble avoir eu plutôt pour but de protéger la société contre les aliénés que les aliénés eux-mêmes. Les malades trop dangereux pour circuler en liberté pouvaient être saisis et enfermés, sur l'ordre de deux juges.

Comité de 1763. — En 1763, un comité chargé de procéder à une enquête sur les maisons particulières d'aliénés établies dans le royaume, démontra dans son rapport à la Chambre des communes, combien il était facile, sous le prétexte de la folie, d'opérer une séquestration ; il fallait donc intervenir au plus vite pour mettre un terme aux abus, et assurer le respect de la liberté individuelle. Un Bill présenté dans ce sens ne réussit point à passer et ce ne fut que dix ans plus tard, en 1773, que les Communes adoptèrent un règlement des maisons particulières d'aliénés, règlement qui vint malheureusement échouer devant l'opposition des Lords.

Act de 1774. — L'année suivante, un nouveau Bill sur le même sujet triompha de toutes les résistances, et fut adopté par les deux Chambres. L'Act de 1774 autorisait la concession, à toutes personnes en faisant la demande, de licences pour diriger un établissement privé destiné aux aliénés. Les rapports d'abus adressés au Collège des médecins, seraient affichés dans la salle de réunion. Pour l'admission, un ordre et un certificat devenaient nécessaires ; on envoyait ensuite ces pièces au secrétaire des commissaires (cinq membres du Collège). Les commissaires n'inspectaient pas les asiles privés situés en province hors de leur immédiate juridiction, mais ils recevaient une copie de l'ordre et du certificat. Quant aux aliénés indigents, leur placement n'exigeait pas d'autre ingérence que celle de leurs officiers paroissiaux.

Encombrement des prisons par les aliénés. — En 1774, John Howard, dans un travail sur l'état des prisons en Angleterre et dans le pays de Galles, constatait leur encombrement par des aliénés et des idiots, qui semaient parmi les autres détenus le trouble et la terreur, et servaient de passe-temps aux visiteurs oisifs.

Act du 8 juillet 1800 sur les aliénés criminels. — En 1800, le Parlement autorisait les magistrats à envoyer soit en prison, soit dans une maison de correction, toute personne arrêtée sur le point de commettre un acte criminel ou délictueux, et ne paraissant pas jouir de ses facultés mentales. C'est la première loi concernant spécialement les aliénés criminels.

Comité de 1806. — Un comité chargé, en 1806, d'étudier la situation des aliénés indigents, proposa la création, sur plusieurs points du royaume, d'asiles, dont les frais d'érection seraient mis à la charge des comtés. Ces établissements, disposés pour trois cents malades, recevraient tous les indigents des districts, chaque paroisse payant l'entretien de ses aliénés.

Le comité demandait en outre l'établissement, dans la métropole ou dans son voisinage, d'un asile central spécialement réservé aux aliénés criminels.

Act du 23 juin 1808. — L'Act du 23 juin 1808 mettait les frais d'entretien des aliénés criminels, soit à leur propre charge, soit à celle de leur paroisse ou comté.

Il concédait aux magistrats des comtés le droit de prendre, en cas de besoin, les dispositions nécessaires par la construction d'asiles destinés à recevoir les malades de leur juridiction. S'il existait un asile dans un comté, tout aliéné dépendant de son territoire devait y être transporté; sinon, on le plaçait dans une maison dûment autorisée. Cet Act, ainsi que le suivant, ne vise que les indigents.

Act de 1811. — L'Act de 1811 astreignait les *overseers* (percepteurs et administrateurs de la taxe des pauvres) à produire un certificat médical sur l'état de chaque malade. Les juges, aux réunions trimestrielles exposaient tous les cas qui s'étaient offerts à leur examen, et les superintendants faisaient, au moins une fois l'an, un rapport sur les personnes confiées à leurs soins.

Bill de 1813. — En 1813, M. Rose présentait au Parlement, un « *Bill for the better regulation of mad-houses* » qui fut vivement combattu, et finalement repoussé.

Bill de 1814. — Le *Private Mad-houses Bill*, présenté l'année suivante par le même député, visait le cas fréquemment constaté, où le certificat médical portait la signature du directeur de l'établissement; il proposait la visite périodique, par les magistrats, des maisons privées destinées aux aliénés. Passé aux Communes le 11 juin, il échouait devant la résistance des Lords.

Comité de 1815. — Le 28 avril 1815, M. Rose appelant à nouveau l'attention de la Chambre sur la situation des *mad-houses* privés, demandait et obtenait la nomination d'un comité enquêteur.

Act du 2 mai 1815. — Quelques jours plus tard, le 2 mai, passait un Act important, amendant celui de 1808. Le comité des juges visiteurs des asiles était élu chaque année; les souscripteurs aux asiles fondés par contributions volontaires désignaient un conseil de gouverneurs, chargé d'agir de concert avec ce comité. Les juges fixaient les sommes nécessaires aux achats de terre, chevaux, etc., ou à la construction des bâtiments.

Les *overseers of the poor* fournissaient la liste de tous les aliénés et idiots de leurs paroisses, affirmée sous serment et accompagnée de certificats médicaux.

Rapport du 11 juillet 1815. — Cependant le comité nommé sur les instances de M. Rose poursuivait son enquête, et constatait la situation lamentable des aliénés dans la plus grande partie du royaume. Le rapport, déposé, le 11 juillet 1815, prouva que les malades enfermés comme des criminels, étaient généralement soumis à un traitement pire que celui des prisons; les directeurs recevaient plus de personnes que leur maison ne pouvait en contenir ; gardiens en nombre insuffisant ; malades agités et dangereux mêlés aux aliénés tranquilles et inoffensifs ; absence de soins médicaux; certificats d'entrée incomplets; inspection défectueuse. Le rapport concluait à la nécessité d'une loi nouvelle, pour imposer un souci plus grand du sort des aliénés, et pour obliger leurs parents à ne pas rester complètement insensibles à leur situation.

Un supplément d'enquête ayant été réclamé par plusieurs

membres de la Chambre des communes, M. Rose présenta un nouveau rapport le 28 mai 1816.

Bill de 1816. — Un Bill proposé à la suite de ce rapport demandait que les établissements d'aliénés ne fussent plus inspectés par les médecins et magistrats du voisinage, mais deux fois l'an, par huit commissaires que nommerait le secrétaire d'Etat du département de l'Intérieur ; ces commissaires seraient assistés, dans chaque district, par deux magistrats locaux, avec pouvoir égal. Le Bill proposait, en plus, l'érection d'asiles de comté pour y transférer les aliénés pauvres jusque-là en liberté. Passé aux Communes, il fut rejeté par les Lords.

Bill de 1819. — Le 10 mars 1819, M. Wynn présentait un Bill, où il proposait la nomination d'un *Board* d'inspection des maisons d'aliénés, *Board* dont les membres auraient le droit de visiter les établissements à l'époque qui leur conviendrait et à l'improviste ; ayant constaté leur état, la manière dont ils sont administrés, ils feraient part de tout abus au *Board* doté des pouvoirs de répression nécessaires. Le Bill vint en discussion en juin à la Chambre des Lords ; le marquis de Landsdowne prenant la parole en sa faveur, fit un appel chaleureux aux membres de la Chambre ; au nom de l'humanité, il les supplia de réprimer les abus. Lord Eldon, alors Lord Chancelier, s'opposa à la prise en considération du Bill, qu'il taxa d'œuvre de fausse philantropie ; il reconnaissait l'existence d'abus, mais le meilleur moyen d'y remédier était, suivant lui, de les soumettre à un Comité. Le Bill fut rejeté par 35 voix contre 14.

Act du 12 juillet 1819. — Le 12 juillet de la même année, passait un Act ayant pour objet d'assurer des soins meilleurs aux aliénés indigents ; il prescrivait la formule du certificat médical : « Je certifie que, sur l'initiative de X..., et de X..., juges de paix du comté de.... j'ai examiné en personne X..., qui me paraît ne pas jouir de ses facultés intellectuelles ».

Lenteurs de la législation. — En 1827, sir Andrew Halliday, publiant « une vue générale sur l'état actuel des aliénés et des asiles en Grande-Bretagne et en Irlande » constatait les lenteurs de la législation. Sur les 52 comtés de l'Angleterre et du pays de Galles, neuf asiles seulement avaient été ouverts. Les asiles de Suffolk et de Chester venaient seulement d'être terminés ; quant à Middlesex, les magistrats, après deux ans de délibération, avaient fini par conclure à la nécessité d'un asile, et cependant 873 personnes se trouvaient en souffrance, faute de cet établissement.

Comité de 1827. — Le 13 juin 1827, M. R. Gordon, attirant l'attention de la chambre des Communes sur l'état des aliénés indigents dans le comté de Middlesex, demandait une enquête immédiate. Un comité nommé à cet effet, dirigea ses investigations sur les paroisses de Marylebone, St-Georges, Hanover Square. La situation des malades était des plus pénibles, les abus signalés par le comité de 1815 n'ayant pas cessé de se produire dans les établissements autorisés à recevoir les aliénés indigents, aux environs de la métropole ; souvent pas de certificats d'entrée, pas de soins propres à assurer la guérison, pas d'élargissement. En conséquence, le comité, désireux de remédier à un tel état de choses, réclamait une loi facilitant l'érection d'asiles de comté, et améliorant le traitement. Le Dr John Bright, secrétaire du comité, exposa les lacunes de la législation ; il n'existait qu'un jour dans l'année où l'on accordât les licences, et quiconque en désirait une l'obtenait nécessairement ; en outre, tout individu commettant une faute, sauf le refus de recevoir les visites des commissaires, conservait l'exercice des pouvoirs concédés, les commissaires n'ayant pas le droit de l'empêcher de diriger une maison, quelque action qu'il eût commise, quelque indigne qu'il leur parût. Parfois la même personne signait un certificat à un double titre ; par exemple un médecin ami ou soi-disant ami du malade, signait en outre comme médecin, ou bien le directeur de l'établissement, étant médecin, signait un certificat attestant la folie, et recevait le malade dans sa maison.

Bill de 1828. — Le 19 février 1828, M. Gordon proposait un « *Bill to consolidate and amend the several Acts respecting County Lunatic Asylums, and to improve the treatment of Pauper and Criminal Lunatics* ». Porté à la chambre des Lords par Lord Malmesbury, ce bill fut adopté le 15 juillet.

Depuis 1774, l'inspection des maisons d'aliénés était confiée à cinq commissaires nommés par le Collège des médecins ; ils devaient signaler les abus et irrégularités constatés au cours de leurs visites ; mais la sanction pénale consistant simplement en l'affichage de la plainte dans la salle de réunion, l'influence ne pouvait être que nulle. Aussi la nouvelle loi retirait-elle l'inspection au Collège des médecins pour la donner à quinze commissaires métropolitains nommés par le secrétaire de l'Intérieur. La commission se composait de dix membres non payés, et de cinq médecins recevant une guinée par jour, pendant l'accomplissement de leurs fonctions. Ils accordaient les licences à leurs réunions trimestrielles, tandis qu'en province cette charge incombait aux juges. Trois d'entre eux visitaient les maisons autorisées du district métropolitain ; deux juges, accompagnés du médecin visiteur, inspectaient celles de province, également quatre fois par an. Le secrétaire d'État de l'Intérieur recevait un rapport annuel.

Désormais les *private patients* ne devaient être admis dans les asiles que sur la présentation de deux certificats et d'un ordre, les certificats ayant force pendant quinze jours ; pour les malades pauvres un seul certificat médical, et l'ordre de deux juges, ou d'un inspecteur et d'un ecclésiastique. Le propriétaire de l'asile transmettait une copie des pièces aux commissaires ou aux juges, suivant le cas. Pour les *single patients*, mêmes ordres et certificats, mais pas de visites régulières.

Bill de 1832. — Un Bill voté par les deux Chambres en 1832.

enleva au secrétaire d'État de l'Intérieur, pour la confier au Lord Chancelier, la nomination des commissaires métropolitains ; il leur adjoignait deux avocats.

Règlement de 1833 sur les Chancery Lunatics. — Depuis de longues années, l'ordonnance *de lunatico inquirendo* était rendue par trois commissaires que nommait le Lord Chancelier ; ils lui transmettaient le verdict du jury. Cette procédure ayant présenté des inconvénients, un règlement de 1833 autorisa le Lord Chancelier à confier à une ou plusieurs personnes, avec mêmes pouvoirs, des commissions d'enquête et le soin de faire un rapport à la Cour de chancellerie.

Act du 30 mars 1838. — En 1838. Act sur les aliénés criminels décidant que tout aliéné ou idiot, arrêté comme dangereux, serait, au lieu d'être conduit en prison comme le prescrivait l'Act de 1800, envoyé dans un asile, hôpital, ou maison autorisée, par les soins de deux juges de la localité, assistés d'un médecin, après examen préalable de son état mental.

Act du 4 août 1840. — En 1840, nouvel Act concernant la même catégorie de malades « *Act for making further provisions for the confinement and maintenance of insane prisoners* ». Toute personne qui, détenue sous sentence de mort, déportation ou emprisonnement, présentait des signes d'aliénation, devait être examinée par deux juges et un médecin ; sur la déclaration de folie un des Secrétaires d'État ordonnait le transport dans un asile de comté, ou autre établissement approprié, et le malade y restait interné jusqu'au jour où deux médecins certifiaient son retour à la raison ; si le temps de la peine était alors expiré, on le rendait à la liberté, sinon on le transférait de l'asile à la prison.

L'Act portait encore que tout accusé acquitté comme aliéné serait enfermé aussi longtemps qu'il plairait à Sa Majesté.

Loi de 1842. — En 1842, une loi sur les *Chancery Lunatics* autorisa le Lord Chancelier à désigner deux avocats qui prendraient le nom de commissaires en aliénation et à qui seraient adressés les ordonnances *de lunatico inquirendo*.

La même année, Lord Somerset, appelant l'attention du Parlement sur l'inspection des aliénés, faisait observer que beaucoup d'entre eux y échappaient, par exemple les malades séquestrés dans leurs propres maisons, des logements séparés, des établissements publics comme les asiles de comté, ou les hôpitaux de Bethlem et Saint Luke. Pour obvier en partie à cet inconvénient, il proposait d'étendre aux provinces le système d'inspection en usage pour les asiles antorisés de la métropole ; des avocats, nommés à cet effet, recevraient un salaire fixe, au lieu d'être payés par heure de travail. M. Walkley présenta un amendement portant commissaires médecins au lieu de commissaires avocats ; deux des membres à désigner n'auraient pas leur profession définie, leur nomination étant laissée au Lord Chancelier. L'amendement passa à trois voix de majorité, mais on adjoignit à la liste deux médecins et deux avocats ; le nombre des médecins se trouva ainsi porté à sept, et celui des avocats à quatre ; les commissaires devaient être payés cinq guinées par jour pendant l'exercice de leurs fonctions dans les provinces. L'ensemble du Bill fut adopté le 28 juillet 1842.

Rapport de 1844. — Les commissaires métropolitains, à la suite d'une enquête minutieuse sur la condition des aliénés dans le royaume, présentèrent, en 1844, un rapport des plus importants sur lequel Lord Ashley appelait l'attention du Parlement, le 23 juillet de cette même année. Les *single houses* (maison où n'est reçu qu'un malade) échappant aux visites officielles, des abus nombreux résultaient de ce manque de contrôle ; lorsqu'un *single patient* résidait plus de douze mois dans une maison, le propriétaire était, à la vérité, tenu de communiquer le nom de ce malade aux commissaires, mais la plupart du temps, la loi restait sans sanction, et souvent se trouvait éludée par le transfert, après un séjour de onze mois, dans quelque autre logement.

Vingt et un comtés en Angleterre et dans le pays de Galles ne possédaient pas d'asiles, ni publics ni privés. De plus, beaucoup des asiles existants étaient d'anciennes maisons particulières : le bâtiment principal servait parfois au propriétaire et à quelques *private patients*, tandis qu'on reléguait les indigents dans les communs. Bien que le devoir de l'État fut de pourvoir à la réception des aliénés incurables, les autorités paroissiales préféraient les garder dans le *workhouse*, pour la somme de deux schellings par semaine, plutôt que de les envoyer à l'asile de comté, où le prix minimum était de sept schellings. En outre, la loi n'exigeait pas de certificat médical pour les malades pauvres, hors le cas de leur admission dans un asile privé.

Act du 9 août 1844. — Le 9 août 1844, *Act for the further amendment of the Laws relating to the Poor in England.*

Bills de 1845. — Le 6 juin 1845, deux Bills importants furent présentés aux Communes par Lord Ashley. Parmi leurs principales dispositions nous citerons les suivantes : nomination d'une commission permanente pour les aliénés, comprenant six membres payés, au traitement de 1500 livres chacun ; nouveaux règlements pour les hôpitaux, les soumettant aux mêmes ordres et certificats que les asiles autorisés, et aux mêmes visites que les asiles de comté ; obligation pour le signataire de l'ordre d'internement d'un malade indigent d'examiner préalablement ce malade, et pour le médecin certifiant la folie d'avoir vu l'aliéné dans les huit jours précédant la séquestration ; constatation de l'état mental et physique au moment de l'admission, et, au cas de décès, de la cause déterminante ; inscription sur un registre des blessures et actes de violence ; visites par un comité spécial nommé par le Lord Chancelier de tous les *single patients* reçus moyennant pension, et rapport sur leur état et la manière dont ils sont traités ; inspection régulière des *workhouses* renfermant des aliénés ;

attention spéciale donnée à l'érection d'asiles de comtés et de bourgs; agrandissement là où l'accommodation serait insuffisante; pour les incurables et les chroniques construction de quelques bâtiments à moindres frais; admission comme indigents des aliénés sans fortune dont les amis ne pourraient payer la pension; visite trimestrielle par un médecin, et envoi de la liste aux commissaires.

Les commissaires accordaient les licences pour les maisons situées dans le ressort de la métropole; dans les autres parties de l'Angleterre et du pays de Galles, cette tâche incombait aux juges de paix, lors de leur réunion générale ou à l'une des trimestrielles. En échange de la concession, celui qui obtenait la licence payait une somme de dix schellings par *private patient* et de deux schellings six pence par malade pauvre, ou davantage de façon à parfaire la somme de quinze livres destinée à solder les frais des commissaires. Le secrétaire du *Board* fournissait annuellement aux Lords commissaires de la Trésorerie un compte exact des sommes perçues et payées par lui; en cas de surplus, on le versait à l'Echiquier, au compte du Fonds consolidé. De même les sommes perçues par le clerc de la justice de paix pour les concessions de licences en province étaient employées au paiement des visiteurs du comté, à l'indemnité des médecins visiteurs et autres dépenses occasionnées par l'Act, les comptes devant être présentés aux juges à leur session générale ou à l'une des trimestrielles; le trésorier du comté ou du bourg recevait le surplus, destiné à alléger les impôts.

En ce qui concernait les *Chancery Lunatics*, les commissaires nommés conformément au règlement de 1842, prenaient désormais le nom de *Masters in Lunacy*, et s'occupaient de toutes les questions concernant la personne et les biens de l'aliéné, besogne dévolue jusqu'à ce jour aux *Masters in Chancery*. La procédure devenait ainsi moins longue et moins dispendieuse; les frais consécutifs à l'enquête étaient également allégés par la diminution du nombre des demandes, ordres et rapports, les

Masters ayant parfois le droit d'enquête et de rapport sans aucun ordre de renvoi, et des ordres généraux suffisant en bien des circonstances où des ordres spéciaux pour chaque cas étaient primitivement indispensables. La marche de l'enquête devait être désormais la suivante : le jury réuni, le *Master in Lunacy* lui exposait les faits, et le priait de déclarer si la personne soumise à l'examen présentait des signes de folie, et, sur réponse affirmative, depuis combien de temps. Le malade examiné, on passait au vote, et la décision, proclamée par le *Master* devait réunir douze voix. L'enquête était dès lors terminée ; les douze jurés apposaient leur signature, et le *Master* annexait une double copie.

Si les Commissaires rapportaient au Lord Chancelier que les BIENS d'un individu détenu comme aliéné n'étaient pas suffisamment protégés, ou que l'on n'employait pas ses revenus à son entretien ; ou lorsqu'une personne quelconque avait été séquestrée comme aliénée pendant douze mois en foi d'un ordre et de certificats, le Lord Chancelier chargeait un des *Masters* de procéder à une enquête ; sur un rapport concluant à l'aliénation, il désignait un gardien de la personne et un receveur des biens, dont le revenu devait être consacré à l'entretien du malade.

Les deux Bills, votés par les Chambres reçurent la sanction royale les 4 et 5 août 1845.

Acts du 26 août 1846, du 1er août 1849, du 14 août 1850, du 7 août 1851. — Le 26 août 1846, *Act to amend the Law concerning Lunatic Asylums and the care of Pauper Lunatics in England*, n'ayant pour objet que d'expliquer quelques clauses obscures de l'Act précédent.

Nous ne ferons également que signaler les Acts du 1er août 1849, du 14 août 1850, et du 7 août 1851 ; ce dernier autorisait le rapatriement au Royaume-Uni des Européens séjournant dans l'Inde, qui, poursuivis pour crime ou délit, seraient acquittés comme aliénés.

Bill de 1852. — En 1852, Lord Lyndhurst présenta à la Chambre des Lords un *Act to diminish the expense of proceedings under Commissions de lunatico inquirendo.* Les frais de procédure concernant cette catégorie d'aliénés étaient alors de deux sortes : 1° dépenses pour obtenir la décision d'un tribunal compétent ; 2° dépenses pour les soins à donner aux malades et pour l'administration de leurs biens après la déclaration de folie. La première classe comprenait les frais pour obtenir d'une commission *under the Great seal*, les honoraires d'un jury nombreux (en général plus de douze membres), et, au cas de jurés spéciaux, l'indemnité d'une guinée par jour ; les indemnités aux témoins, les *fees of counsel*, et toutes les dépenses de l'enquête, ainsi que de l'opposition fort rare il est vrai. Les frais, dans un cas contesté, se montaient toujours à une somme considérable, mais une des causes les plus inutiles de dépenses provenait de ce fait, que l'enquête avait non seulement pour objet de prouver la folie, mais encore de déterminer la date de son début ; il fallait donc remonter à bien des années, d'où témoins nombreux et coûteux, et tout cela sans avantage aucun, car si l'aliéné avait contracté une dette postérieurement à la période à laquelle s'appliquait le verdict, le créancier n'en poursuivait pas moins, tandis que si le malade avait fait un testament ou un acte quelconque durant le même laps de temps, toute personne intéressée s'efforçait d'établir la lucidité à ce même moment.

Quant à la seconde classe de dépenses, on pouvait y comprendre la nomination des conseils chargés de la garde de la personne et de la fortune de l'aliéné, mais les frais étaient surtout occasionnés par le grand nombre de pétitions, ordres et rapports requis pour l'administration des biens. Afin de remédier à cet état de choses, Lord Lyndhurst faisait une série de propositions que nous résumons brièvement :

« Le *fiat* du Lord Chancelier serait substitué à la commission d'aliénation, et produirait le même effet. »

« On se dispenserait du jury, le *Master in Lunacy* décidant la question de la folie ; mais la personne présumée aliénée aurait néanmoins le droit de réclamer le verdict d'un jury. »

« L'enquête, au lieu de remonter à l'origine de la maladie, se bornerait à la période présente, ou en tout cas se maintiendrait en d'étroites limites. »

« Le *Master in Lunacy* serait investi du pouvoir de limiter les coûts d'opposition, afin d'écarter ceux qui n'auraient pour objet que d'augmenter les frais. »

« Opposition désapprouvée en principe, et laissée à la discrétion du Lord Chancelier. »

« Un simple ordre émané du Lord Chancelier remplaçant la concession de la garde de la personne et des biens de l'aliéné. »

« On se dispenserait du rapport du *Master*, qui rendrait en première instance un ordre obligatoire et décisif sur tous les points, à moins d'appel en temps opportun au Lord Chancelier. »

« Les pouvoirs accordés par l'Act de 1845 aux *Masters in Lunacy* de décider en certains cas, sans jury, sur l'état mental d'un individu interné comme aliéné, seraient étendus de façon à correspondre à ceux donnés par la commission d'aliénation. »

Lord Lyndhurst, en soumettant ces demandes à la Chambre Haute, déclara que, depuis quelques années déjà, son intention était d'en faire le dépôt, mais il avait dû abandonner le Grand Sceau avant de mettre ses projets à exécution. Il reportait donc ses espérances sur son noble et savant ami Lord St-Leonards, se reposant sur lui du souci de tout ce qui se rapportait aux intérêts des aliénés et au bien public. Lord St-Leonards répondit que lorsqu'il étudierait les réformes de la Chancellerie, il prendrait certainement en considération les propositions de Lord Lyndhurst.

Act de 1853. — En effet, l'année suivante (1853) il présentait le *Lunacy Regulation Act*. Cet Act réglait les procédés d'enquête, l'entretien de la personne et l'administration des biens du malade déclaré aliéné. Les *Masters in Lunacy*, au lieu de recevoir une commission spéciale pour chaque cas, procédaient sur un ordre du Lord Chancelier, ou des Lords juges de la Cour d'appel de la Chancellerie, prescrivant une enquête d'aliénation; le jury ne se réunissait que sur demande de l'individu présumé aliéné. On simplifiait la pratique existante, par la suppression d'un grand nombre de pétitions, rapports et ordres ; les dépenses non nécessitées devenaient le sujet de réprimandes.

La juridiction du Lord Chancelier sur les biens de l'aliéné était étendue de façon à faire face à tous les événements susceptibles de se présenter; un droit modéré de tant pour cent, prélevé sur les revenus de 100 livres et au-dessus, servait à défrayer les dépenses d'administration.

L'Act s'étendait à l'Angleterre et au pays de Galles et pour quelques parties à l'Irlande. Telles sont ses dispositions principales que nous allons étudier plus en détail.

Désormais les dépenses occasionnées par l'administration des biens des aliénés de la Chancellerie, devaient être défrayées, partie au moyen d'une somme de tant pour cent, graduée équitablement suivant la fortune, partie par les frais de procédure. Le taux à verser était établi de la façon suivante :

« 4 0/0 pour chaque revenu annuel de 100 livres au moins, et n'atteignant pas 1000 livres ; dans aucun cas la somme ne dépassant 30 livres. »

« 3 0/0 pour chaque revenu annuel de 1000 livres au moins, et au-dessous de 5000 ; pas plus de 100 livres par an. »

« 2 0/0 pour chaque revenu annuel de 5000 livres et au dessus ; mais dans aucun cas plus de 200 livres par an. »

Tous les anciens frais de procédure une fois abolis, il restait désormais à payer :

« Pour chaque ordre ou *fiat* du Lord Chancelier, 2 livres. »

« Pour chaque rapport ou certificat des *Masters* ou *Taxing Masters*, 1 livre. »

« Pour la présence du clerc à une réunion quelconque, 1 livre par jour. »

Les frais considérables occasionnés par la transcription, copies de documents, etc., étaient réduits à la note du papetier.

Au lieu d'une commission spéciale pour chaque cas, une commission générale délivrée aux *Masters in Lunacy* leur donnait le droit de procéder. Lorsque l'individu présumé aliéné se trouvait dans les limites de la juridiction, il recevait avis de l'envoi d'une pétition d'enquête, et pouvait, par une note signée de sa main, réclamer un jury ; le Lord Chancelier faisait droit à cette demande, à moins que, à la suite d'un examen personnel, il demeurât convaincu de l'incapacité de formuler une telle réclamation. Les *Masters* interrogeaient les malades, recueillaient les témoignages et prenaient les informations qu'ils jugeaient nécessaires ou que leur indiquait le Lord Chancelier.

Au cas où le Lord Chancelier n'aurait pas prescrit la réunion d'un jury, si toutefois les *Masters*, après avoir étudié le cas, certifiaient dans leur rapport que ce recours leur paraissait utile, ils pouvaient sans autre ordre, inviter le shériff à y procéder.

L'enquête, avec ou sans jury, se bornait désormais à prouver si la personne en question était aliénée, et incapable de se diriger ou d'administrer ses biens, pour le temps présent ; le Lord Chancelier, en certaines circonstances spéciales, pouvait prescrire que l'enquête remontât au début des troubles mentaux, ou à telle époque déterminée.

Lorsque l'aliéné présumé résidait en dehors de la juridiction, l'enquête avait lieu devant le jury.

Le Lord Chancelier adjoignait aux *Masters*, s'il le pensait utile, une ou plusieurs personnes munies d'une commission spéciale pour le cas particulier. Il possédait désormais un pouvoir presque absolu sur tous les biens meubles et immeubles de l'aliéné ; dans l'intérêt de ce dernier, il pouvait faire vendre, hypothéquer, etc. tout en partie de ces biens, et les revenus prélevés recevaient les destinations suivantes :

1° Paiement des dettes ou engagements du malade ;

2° Quittance de toute charge pesant sur ses biens ;

3° Paiement de toute dette ou dépense contractée après enquête ou autorisée par le Lord Chancelier soit pour l'entretien de l'aliéné, soit dans son intérêt.

4° Paiement d'une provision pour les frais de son futur entretien.

5° Paiement des coûts occasionnés par la demande, l'obtention et l'exécution de l'enquête ainsi que l'opposition.

6° Paiement des coûts de toute procédure dépendant de l'enquête, ou prescrite par le Lord Chancelier.

7° Paiement des frais résultant de vente, hypothèque, etc.

Lorsque le capital ou la valeur estimée des biens ne se montait pas à plus de 500 livres, le Lord Chancelier, s'il le jugeait utile aux intérêts du malade, pouvait, au lieu de concéder la garde de ces biens, décider qu'ils fussent réalisés ; le prix en était versé entre les mains d'un parent ou de toute autre personne, à charge d'être employé à l'entretien de l'aliéné. Au cas où il y avait raison suffisante pour supposer que le dérangement mental ne serait que temporaire, et le retour à la raison peu éloigné, le Lord Chancelier pouvait autoriser l'emploi, pour l'entretien du malade et de sa famille, de toute somme actuellement disponible.

Un des membres d'une société commerciale devenant aliéné, au lieu de suivre une procédure coûteuse, on dissolvait l'association, et disposait des biens sur un ordre du Lord Chancelier.

De même, en cas de saisie ou de droits concédés sur une part indivise de propriété, si une vente ou un partage paraissaient avantageux, un ordre du Lord Chancelier y pouvoyait désormais, et non un acte spécial du Parlement. Nul à l'avenir ne pouvait faire opposition plus d'une fois.

Le Lord Chancelier, avec l'avis et l'assistance des Lords Juges, recevait le pouvoir de rendre des ordres généraux pour assurer l'exécution des prescriptions de la loi, et régler la procédure et la pratique à suivre en aliénation.

Il en résulta 56 ordres généraux, parus le 7 novembre 1853.

Deux autres Bills furent également adoptés sur l'initiative de

Lord St-Leonards. Le premier, intitulé *Act to amend an Act passed in the ninth year of Her Majesty for the Regulation of the Care and Treatment of Lunatics*, concernait surtout les asiles particuliers et les hôpitaux ; il prescrivait des formes d'ordres et de certificats, des rapports d'admission et de visite médicale ; posait les conditions requises du médecin appelé à signer un certificat ; autorisait les propriétaires ou superintendants de maisons pourvues de licences, à garder, après la mise en liberté, tout malade qui en exprimerait le désir, ou à recevoir comme pensionnaire un parent ou ami d'une personne séquestrée dans l'établissement, le tout moyennant l'approbation préalable des commissaires. Dans les quinze jours de l'admission, l'ordre et les certificats étaient susceptibles de corrections.

Les visites des *single patients* qui devaient régulièrement avoir lieu tous les quinze jours, pouvaient être moins fréquentes, sur une permission spéciale des commissaires ; à la requête de ces derniers, un ou plusieurs visiteurs se rendaient auprès des *single patients*, et l'examen faisait l'objet d'un rapport. L'Act portait encore que tout médecin chargé de visiter un *single patient* adresserait aux commissaires un rapport annuel sur l'état mental et physique du malade. Le Lord Chancelier jouissait du droit de mettre en liberté tout *single patient*. Un avis de la guérison de chaque aliéné devait être envoyé à ses amis, et pour un indigent, aux officiers paroissiaux ; en cas de mort dans un hôpital ou une maison autorisée, un avis avec constatation de la cause était adressé au coroner. Le transfert d'un *private patient* d'un asile, hôpital ou maison autorisée, dans un autre établissement (avec l'assentiment de deux commissaires) n'exigeait ni nouvel ordre ni nouveau certificat ; de même pour les *single patients*. L'Act accordait au Lord Chancelier le droit, sur la requête des commissaires, de prescrire l'estimation des biens et l'emploi des revenus de toute personne détenue comme aliénée sur un ordre et certificat ; décidait qu'un ou deux commissaires, désignés par le *Board*, inspecteraient les *workhouses*, et autorisait les commissaires, dans les cas urgents, à recourir à toute personne compétente pour visiter les aliénés et faire un rapport sur leur situation. Le comité de chaque hôpital aurait à soumettre ses règlements à l'approbation du secrétaire d'État, et à en adresser une copie aux commissaires ; ceux-ci établiraient sous la sanction du secrétaire d'État, les règlements pour l'administration des maisons autorisées.

Le troisième Act abrogeait les divers règlements concernant les asiles de comté et de bourg, et décrétait à nouveau sauf quelques additions et améliorations, la plupart des dispositions y contenues. Les juges des bourgs étaient autorisés, s'ils ne pouvaient établir un asile, à conclure des conventions avec un comté, ou à s'entendre avec les visiteurs d'un asile quelconque, en vue de la réception des aliénés, moyennant le paiement d'une certaine somme. Les visiteurs recevaient des pouvoirs plus étendus ; ils avaient désormais le droit, au cas où des asiles de comté ou de bourg contiendraient plus de places qu'il n'était nécessaire pour leurs propres malades, de leur permettre de recevoir des aliénés indigents d'un autre bourg ou comté, ou même des malades non indigents, mais propres à être placés dans un asile public, et traités en toute chose comme les indigents. Les visiteurs pouvaient désigner un médecin pour remplir les fonctions de superintendant ; ils présentaient chaque année, à la session générale ou à l'une des sessions trimestrielles un rapport sur l'établissement. Tout aliéné indigent placé dans un asile, un hôpital ou une maison autorisée, devait être visité chaque trimestre par le médecin de la paroisse ou de l'union ; le médecin faisait un rapport, et recevait trois schellings par visite. La forme des ordres, déclarations et certificats se trouvait changée, et les médecins d'union jouissaient dorénavant du droit de signer un certificat. Dans le certificat, le médecin était tenu de décliner ses noms et qualités, de mentionner quand et où il avait examiné le malade et de spécifier les faits indiquant la folie, en ayant soin de distinguer ceux observés par lui-même, ou rapportés par d'autres personnes.

Les visiteurs pouvaient ordonner le transport d'un aliéné dans ou hors d'un asile, mettre un malade en liberté, et accorder des sorties à titre d'essai. Les commissaires, lorsqu'ils le jugeaient à propos, prescrivaient le transfert d'un aliéné d'un asile, hôpital ou maison autorisée dans un autre établissement.

Le signataire de l'ordre d'admission d'un *private patient*, avait le droit de lui faire rendre la liberté ; mais dans le cas d'aliéné dangereux, l'autorisation préalable des juges visiteurs était indispensable. Tout individu, apte à faire mettre en liberté un *private patient* pouvait également le faire transférer dans un autre asile, ou le confier aux soins d'une autre personne (avec le consentement des commissaires). Délai de quinze jours pour amender les ordres et certificats défectueux ; même laps de temps pour reprendre les malades évadés.

Act de 1855. — En 1855, *Act to amend the Lunatic Asylum Acts and the Acts passed in the Ninth and Seventeenth Years of Her Majesty, for the Regulation of the Care and Treatment of Lunatics*. Cet Act donnait à tout bourg ou comté le droit de souscrire pour l'érection d'un hôpital et fixait d'après les appropriations nécessaires, la proportion des dépenses.

En 1858, l'attention publique, attirée sur la question de l'internement et du traitement des aliénés, se trouva vivement surexcitée par les articles violents des journaux ; les romans s'attaquaient également aux personnes chargées de la garde et du soin des malades.

Comité de 1859. — En février 1859, la Chambre des Communes chargea un comité de faire une enquête sur l'exécution des Acts du Parlement et des règlements édictés pour le traitement des aliénés et l'administration de leurs biens. Le rapport présenté par le comité montra l'accroissement considérable du nombre des malades enfermés dans les asiles. Depuis 1808 jusqu'en 1845 les juges avaient eu le droit, mais non l'obligation, de pourvoir chaque comté d'établissements destinés à recevoir les aliénés indigents. En 1859 il n'existait que 40 asiles de comté ; sur 71 bourgs tenus de posséder des asiles, environ 40 en étaient pourvus.

Quant aux asiles publics, le rapport les déclarait bien établis et soigneusement surveillés ; quelques-uns pourtant, très vastes, n'avaient que des gardiens en nombre insuffisant et pas assez rémunérés. Il serait désirable d'ajouter quelques bâtiments simples et peu coûteux, destinés aux idiots et aux malades chroniques. Mais le grand mal qui réclamait un prompt remède, résidait dans l'encombrement des *workhouses* par les aliénés indigents ; ces établissements manquaient de surveillance, de soins et de traitement médical. Dans quelques *workhouses*, pas de quartiers séparés, et recours fréquent au restraint mécanique, l'état imparfait d'organisation n'admettant pas un meilleur mode de traitement. Dans bien des cas les médecins n'avaient pas et ne pouvaient avoir les connaissances spéciales nécessaires pour le traitement des aliénés ; enfin l'organisation d'un *workhouse* ne présentait aucun aménagement équivalent à un asile. Le comité, sans demander le transfert dans tous les cas, réclamait que personne ne put être détenu dans un *workhouse,* lorsqu'il existait un doute sur son état mental, à moins d'un certificat médical, renouvelable tous les trois mois ; qu'il y eut des quartiers séparés, avec une surveillance spéciale ; que les malades fussent visités tous les quarts d'heure par les gardiens qui feraient un compte rendu détaillé de leur état, que les commissaires les inspectassent au moins une fois l'an, avec pouvoir de les faire passer dans un asile. Quant aux asiles privés, des sauvegardes étaient indispensables pour prévenir les séquestrations arbitraires ; le certificat devrait être vérifié par le juge qui s'assurerait si l'Act a été observé ; la pièce autorisant la détention ne serait valable que pour trois mois ; l'ordre indiquerait l'époque où le malade a été vu pour la dernière fois, et n'aurait d'effet que dans le cas où la date ne dépasserait pas trois mois ; on adresserait une copie de l'ordre et du certificat au commissaire dans les

24 heures au lieu de huit jours; les commissaires ou, à leur défaut, quelqu'un agissant sous leur autorité directe, visiteraient le malade le plus tôt possible, et le signataire de l'ordre d'admission le ferait au moins une fois tous les six mois; les aliénés jouiraient du droit de recevoir tous leurs amis et de correspondre avec eux; enfin, un seul médecin ne pourrait, sous peine de poursuites, recevoir un malade dans une *single house* sans en prévenir les commissaires.

Condition des private patients en 1859. — Si nous recherchons les règlements en vigueur pour la protection des *private patients* en 1859, nous voyons que dans la Métropole le pouvoir d'accorder les licences est exclusivement entre les mains des commissaires métropolitains.

Dans les districts de province, il appartient aux juges, à l'époque des sessions trimestrielles.

Les licences, renouvelables chaque année, peuvent être révoquées par le Lord Chancelier. Les malades sont reçus sur un ordre signé par un parent ou ami, ordre accompagné d'un exposé de toutes les particularités du cas. Cet exposé doit être appuyé par les certificats de deux médecins qui, après avoir examiné séparément le malade dans les huit jours précédant l'admission, constatent qu'il n'est pas sain d'esprit, et que son état nécessite séquestration, soins et traitement; ils spécifient également sur quelle base se fonde leur opinion, notant soigneusement les faits observés par eux-mêmes, ou communiqués par d'autres. Après quarante-huit heures et avant l'expiration des huit jours, le propriétaire ou le superintendant de la maison autorisée transmet aux commissaires et aux juges visiteurs, si l'établissement dépend de leur juridiction, une copie de l'ordre et des certificats. Toute maison autorisée est inspectée au moins quatre fois l'an, soit par deux commissaires lorsqu'elle se trouve sous leur juridiction immédiate, soit par des visiteurs, dont un médecin, désigné par les juges; dans ce dernier cas elle reçoit en plus deux fois au moins, la visite de deux commissaires. Au cours de ces inspections, enquête attentive sur les occupations, les amusements, le mode de classement, la condition et le régime des différents malades ; on s'informe de l'adoption ou du rejet du système de non coercition. Les commissaires ou juges visiteurs peuvent, lorsqu'ils constatent une détention insuffisamment motivée, prescrire, sous certaines conditions, la mise en liberté. Un malade venant à recouvrer la raison, le superintendant prévient la personne signataire de l'ordre d'admission, et, si la mise en liberté n'a pas lieu dans les quinze jours, avis en est transmis de suite aux commissaires ou aux juges visiteurs. En cas de décès d'un aliéné, le médecin qui l'a assisté durant sa maladie consigne sur le registre l'époque et la cause de la mort, ainsi que la durée de l'affection. Copie en est transmise au coroner dans les quarante-huit heures. Les commissaires ont, en outre, le pouvoir de faire des règlements pour l'administration de telle ou telle maison autorisée, et ils doivent adresser chaque année un rapport au Lord Chancelier, indiquant le nombre de leurs visites, celui des malades inspectés, l'état et la condition de l'établissement, les soins donnés aux aliénés, enfin toutes les particularités qui leur semblent dignes de remarque.

Loi du 6 août 1860 sur les aliénés criminels. — En 1860, une loi édictée sur les aliénés criminels vise les catégories suivantes de malades : 1° les prisonniers qui, au cours du jugement, ont été acquittés sur le terrain de la folie ; 2° ceux que l'accusation a reconnus atteints d'aliénation ; 3° les condamnés devenus aliénés. La loi admet la nécessité de l'érection d'un asile spécial où seront transférés, en plus des malades sus-énoncés, les aliénés criminels précédemment placés dans d'autres établissements ; elle exige pour chaque individu ainsi transféré un certificat à transcrire sur le registre général de l'asile. Le secrétaire d'état désignera trois personnes au moins, parmi celles qu'il jugera les plus dignes, pour former un conseil de surveillance ; il nommera un superintendant médical résident, un chapelain, et autant de médecins adjoints, de surveillants et gardiens que le réclameront les besoins du service, et fixera leur salaire avec l'approbation des commissaires de la trésorerie ; enfin, il édictera un règlement que sera chargé de faire appliquer le conseil de surveillance.

La nouvelle loi traite également du transfert et de la sortie des prisonniers. Les *convicts* dont le terme de servitude pénale est arrivé peuvent être élargis bien que non déclarés guéris, mais dans ce cas, ils sont placés dans un asile de comté et soumis en toutes choses aux mêmes soins et traitement que les aliénés non criminels. Sévère pénalité contre toute personne qui favoriserait une évasion, ou maltraiterait un malade. Chaque année, au mois de mars, rapport adressé par les commissaires à l'un des secrétaires d'État. Trois ans après la promulgation de cette loi se fondait le célèbre asile de Broadmoor.

Acts de 1862. — Dans le cours de l'année de 1862, passent deux Acts importants, le *Lunacy Regulation Act* et le *Lunacy Acts Amendment Act.*

1° **Lunacy Regulation Act.** — Le *Lunacy Regulation Act*, amendement à la loi de 1853 sur les *Chancery Lunatics*, y apporte les modifications suivantes : Le Lord Chancelier, ordonnant, conformément à l'Act précédent, une enquête par-devant jury, peut désormais prescrire que l'épreuve aura lieu devant une des Cours supérieures de droit commun à Westminster. Dans une enquête par-devant un *Master* et sans jury, l'individu présumé aliéné aura le droit de réclamer le jury. L'enquête sera limitée à la question de savoir si la personne examinée est en ce moment même privée de la raison et incapable de se diriger et d'administrer ses affaires, aucune évidence sur ses paroles ou actions, sa conduite ou son état d'esprit, précédemment à deux années, n'étant recevable comme preuve de folie, à moins que le *Master* n'en décide autrement. Dans le but de préserver la fortune des aliénés, lorsqu'elle est peu considérable, de dépenses ruineuses, le Lord Chancelier, sur le rapport d'un *Master* ou des commissaires en aliénation déclarant telle personne privée de raison et incapable de dirriger ses affaires, pourra, si elle ne s'y oppose pas et au cas où ses biens ne dépassent pas 1000 livres en capital ou 50 livres de revenu, en faire emploi au profit de ladite personne, simplement et sans recours à une commission. Les *Chancery Lunatics* seront inspectés quatre fois l'an par l'un des visiteurs, l'intervalle entre deux visites ne pouvant dépasser quatre mois ; exception pour les malades placés dans les asiles publics ou privés, ou des hôpitaux, et qui n'ont pas besoin d'être inspectés plus d'une fois par an. Le visiteur adressera tous les semestres un rapport au Lord Chancelier, indiquant le nombre des visites, des malades examinés, des milles parcourus ; rapport annuel au Parlement avec un état des sommes reçues pour voyages et autres frais.

Les articles de l'Act précédent, concernant les visites sont et demeurent abrogés, et il est nommé trois Visiteurs, dont deux médecins et un légiste, avec chacun 1500 livres d'appointement annuel, et une pension de retraite ; toute clientèle interdite.

2° **Lunacy Acts amendement Act.** — Le Lunacy Acts Amendment Act est un amendement aux Acts de 1845 et de 1853. Désormais l'ordre d'admission des *private patients* ne doit pas dater de plus d'un mois avant le jour de l'entrée : le signataire de l'ordre aura vu le malade dans le mois qui précède, et une constatation de l'époque et du lieu de cet examen sera annexée à la pièce. Autant que possible, l'ordre contient les noms et adresse d'un ou plusieurs parents, qui seront prévenus en cas de décès. A la liste des personnes à qui la loi interdit de signer les ordres et certificats, l'Act ajoute tout individu ayant un intérêt quelconque aux paiements de l'aliéné, ainsi que le médecin de l'établissement. Un malade reçu comme indigent, et devenant *private patient*, n'a pas besoin de nouvel ordre ou certificat : de même pour un *private patient* passant dans la catégorie des malades pauvres. Les pièces qui devaient jusqu'alors être adressées aux commissaires après 48 heures et avant huit jours à dater de l'admission, le sont désormais dans les 24 heures ; à l'exception du rapport médical sur l'état physique et mental, dont l'envoi se fera comme auparavant. Les lettres écrites par les malades et adressées aux commissaires, au comité des visiteurs, au comité de l'hôpital, aux visiteurs des maisons autorisées, seront, à moins d'indications contraires spéciales, envoyées non décachetées ; les autres partent de la même manière, à moins de défense faite par le superintendant ou autre personne ayant charge du malade ; dans ce cas, les lettres sont produites devant les commissaires ou les visiteurs, à leur prochaine inspection.

Sorties à titre d'essai. En l'absence de toute personne apte à les autoriser, les commissaires peuvent en assumer la responsabilité.

En ce qui concerne les aliénés indigents, l'ordre doit contenir le nom et l'adresse d'un ou plusieurs parents qui puissent être prévenus au cas de décès.

Un aliéné indigent, autorisé à s'absenter à titre d'essai d'un asile ou hôpital, reçoit par les soins des commissaires, des visiteurs ou du comité une allocation égale à la somme payée pour lui dans l'établissement.

L'Act s'occupe également des maisons autorisées et des hôpitaux ; une nouvelle licence ne peut être accordée par les juges sans inspection et rapport des commissaires. Les médecins ou chirurgiens dépourvus de licence, là où elle est requise par la loi pour résider dans un établissement ou y faire des visites, sont soumis à l'approbation des commissaires dans le district métropolitain et des juges visiteurs dans les districts de province. Pénalités contre quiconque enfreint les termes de sa licence relativement au nombre, au sexe ou à la catégorie des malades. Avec l'assentiment de deux commissaires, ou, dans le cas des maisons autorisées de province, de deux visiteurs, une personne malade depuis cinq années consécutives peut être admise comme pensionnaire dans une maison autorisée. Ces maisons peuvent recevoir en tout temps la visite d'un ou plusieurs commissaires ou visiteurs ; elles sont de plus inspectées deux fois l'an, dans le district métropolitain, par deux commissaires, et dans les districts de province, par deux visiteurs. Les commissaires et visiteurs ont mêmes pouvoirs d'inspection et d'enquête.

Un certificat médical ayant été retourné avec indication écrite des commissaires en vue d'une correction, la mise en liberté peut être ordonnée si le changement requis n' a pas eu lieu dans les quinze jours.

Les aliénés déclarés tels après enquête ne sont reçus que sur certificat et ordre de leur conseil, avec copie officielle du décret de nomination de ce conseil.

Circulaire du Poor Law Board. — Vers la même époque, le *Poor Law Board* adresse une circulaire dont nous extrayons le paragraphe qui autorise les visiteurs de tout asile et les *guardians* de toute paroisse ou union du district pour lequel l'asile a été établi, à faire recevoir et soigner dans le *workhouse* de la paroisse ou de l'union, sous l'approbation des commissaires et du président du *Poor Law Board*, un nombre limité d'aliénés chroniques, choisis par le superintendant de l'asile, et certifiés par lui propres à être transférés.

Act de 1863. — En 1863, un *Act to amend Lunacy Acts* ne présente que deux ou trois articles ayant rapport à quelques points douteux des Acts précédents.

Poor Law Act de 1874. — Un *Poor Law Act*, en 1874, accorde quatre schellings par tête pour les indigents des asiles, afin de rembourser les unions ou provinces dont on a pris les malades.

Comité de 1877. — Des plaintes réitérées s'étant élevées contre les propriétaires d'asiles autorisés, les accusant de recevoir trop facilement les malades et de ne les rendre qu'avec peine à la liberté, les récriminations ayant même porté contre les commissaires, un comité, resté connu sous le nom de comité de M. Dilwyn, fut nommé en 1877. Les accusations reconnues sans fondement, le comité réclama néanmoins diverses réformes en faveur des aliénés : un certificat d'urgence, comme en Ecosse, signé par un médecin, et si le malade restait plus de trois jours à l'asile deux nouveaux certificats ; en plus du rapport actuellement requis après l'admision, l'envoi au *Lunacy Board*, à la fin de chaque mois, d'un état extrait du registre et dressé avec soin ; l'ordre d'admission n'aurait de force que pour trois ans : un rapport spécial serait alors adressé au *Board* par le superintendant, et renouvelé chaque année ; ordre originel donné par un proche parent, comme en Irlande, ou par une personne qui en assumerait la responsabilité ; malade visité tous les trois mois par le signataire de l'ordre ; rapport confidentiel adressé aux commissaires, et indiquant les aliénés soignés dans les familles ou dans des maisons religieuses, sans but de profit à réaliser ; n'importe qui pourrait, comme en Ecosse, envoyer avec la sanction des commissaires, deux médecins pour examiner tout malade séquestré. Les aliénés incapables de diriger leurs biens, mais pouvant rester en liberté, s'en verraient retirer l'administration ; des *workhouses* particuliers seraient destinés aux aliénés tranquilles qui encombrent les asiles ; les pensionnaires volontaires pourraient être admis dans les asiles, avis de leur réception adressé au *Lunacy Board ;* plus grande liberté dans les asiles ; facilités pour les visites des parents et pour la correspondance.

Bill de 1881. — Le 25 mai 1881, M. Dilwyn présentait un Bill en vue de rendre absolument indispensable, pour tout internement d'aliéné, un ordre du juge de paix, délivré sur la demande d'un proche parent, ou d'un solicitor en renom, et la signature de deux médecins. Pour les aliénés violents, adoption de la loi écossaise qui permet de détenir, sur un certificat d'urgence, les personnes atteintes de brusques accès de folie furieuse, mais pendant 24 heures seulement, à moins d'un ordre spécial émané des autorités compétentes. Les sorties pourraient être prescrites par un juge aux Chambres, un juge de comté ou un autre magistrat, qui désignerait deux médecins pour visiter le malade, et lui adresser un rapport sur son état; après avoir référé aux commissaires en aliénation, il ordonnerait la mise en liberté dans les dix jours. Les maisons particulières seraient frappées d'annuités au profit des asiles publics. Le *Lunacy Board* aurait désormais à sa tête un présideut appointé. Le Bill ne parvint pas à la troisième lecture.

Act du 26 août 1883. — *En 1883, Act to amend the Law respecting the Trial and Custody of Insane Persons charged with offences.*

Act du 14 août 1884 sur les aliénés criminels. — Le 14 août 1884, *Act to consolidate and amend the Law relating to criminal Lunatics.* D'après les prescriptions de cet Act, lorsque deux membres du comité de visite d'une prison s'aperçoivent qu'un détenu (non sous le coup d'une sentence de mort) donne des signes de folie, ils provoquent une consultation de deux médecins; l'examen, l'enquête et le diagnostic sont constatés par écrit. S'il s'agit d'un condamné à mort, on avise des symptômes qu'il présente un secrétaire d'État, lequel désigne de suite deux médecins ou davantage pour examiner le malade et lui adresser un rapport sur son état mental. Tout détenu reconnu aliéné est transféré dans un asile sur un ordre signé d'un secrétaire d'État; on le considère dès lors comme un aliéné criminel.

Le superintendant d'un asile ou autre établissement où se trouve interné un aliéné criminel, adresse à un secrétaire d'État, aux époques requises (une fois l'an au moins) un rapport détaillé; de son côté le secrétaire d'État s'informe, une fois au moins tous les trois ans, de l'état de l'aliéné, et décide s'il doit être rendu à la liberté.

Un secrétaire d'état peut toujours accorder la mise en liberté définitive ou conditionnelle.

Dans le cas de sortie définitive, ou lors de l'expiration du temps de servitude pénale ou d'emprisonnement, le superintendant, s'il n'est pas convaincu du retour complet à la raison, se charge de confier le malade à un parent ou ami, ou de le placer dans un établissement d'aliénés.

Quand un aliéné criminel séquestré dans un asile se trouve sur le point de quitter définitivement l'établissement, ou quand un détenu reconnu atteint de folie, mais non transféré dans une maison spéciale, approche du terme de la servitude pénale, ou de l'emprisonnement, sans avoir néanmoins recouvré la raison, le superintendant de l'asile, ou le gouverneur de la prison, suivant le cas, en avise un juge de paix ayant juridiction sur le territoire de l'établissement, ou membre du comité de visite. Celui-ci examine le malade, fait une enquête, et provoque une expertise médicale. La folie bien établie, et la séquestration, avec soins et traitement appropriés, reconnue nécessaire, le juge de paix rend un ordre de détention dans un asile ou autre place réservée aux aliénés. Si le malade est élargi définitivement, ou le terme pénal accompli dans le mois qui suit l'avis envoyé par le superintendant ou le gouverneur, l'ordre du juge de paix reçoit exécution, et l'on considère désormais le patient comme un aliéné indigent.

Les frais d'entretien sont mis à la charge de l'union ou de la paroisse du Royaume-Uni, où résidait habituellement le malade à l'époque du crime ou délit ; lorsque cette résidence ne peut être clairement établie, on impute ces dépenses :

a. A l'union ou paroisse sur le territoire de qui le crime a été perpétré.

b. S'il a été commis hors du Royaume-Uni, à la paroisse ou union sur le territoire de laquelle le coupable a été arrêté.

c. Si l'arrestation n'a pas eu lieu dans le Royaume-Uni, à la paroisse ou union sur le territoire de laquelle on a débarqué le prisonnier.

Act concernant les idiots, 1886. — Le 25 juin 1886 est promulgué un Act concernant les idiots. *Act for giving facilities for the care, education and training of Idiots and Imbeciles.* Enregistrement de tout hôpital, institution ou maison autorisée exclusivement affecté à cette catégorie de malades ; un seul certificat médical, constatant que le sujet est idiot ou imbécile de naissance, ou depuis l'enfance, et doit retirer avantage et profit de son traitement dans un établissement spécial ; y joindre une déclaration d'un parent ou de la personne qui prend soin de ses intérêts.

Dans les quinze jours de l'entrée, certificat du superintendant adressé aux commissaires, spécifiant le nom et l'âge des personnes qui ont provoqué le placement, et indiquant le bénéfice que le sujet semble devoir retirer de son internement. Visite et inspection par les commissaires une fois au moins chaque année.

Nous arrivons enfin au *Lunacy Acts Amendment Act* de 1889, et au *Lunacy Act* du 29 mars 1890, ou Act consolidé, que sont venus compléter des règlements édictés dans le courant de l'année 1890 et le *Lunacy Act* du 5 août 1891 ; nous nous efforcerons d'en offrir un résumé aussi succinct et aussi précis que possible

NOUVELLE LÉGISLATION

Admission des private patients. — Les *private patients* ne sont reçus dans un établissement spécial que sur un ordre émanant de l'autorité judiciaire et ne portant la signature d'aucun parent du demandeur ou de l'aliéné. Cet ordre s'obtient sur demande privée, appuyée d'un exposé des particularités du cas et de deux certificats médicaux sur feuilles séparées. Si cette demande n'est pas présentée par le mari, la femme ou un parent, elle contient les raisons qui s'y sont opposées, le degré des rapports entre le demandeur et le malade et mentionne les circonstances qui ont déterminé la requête. Le signataire doit être âgé de 21 ans au moins, et avoir vu le malade dans les quinze jours précédents. Il s'engage par écrit à le visiter en personne où à le faire visiter une fois au moins tous les six mois.

Procédure à suivre par le juge. — Le juge à qui la demande est adressée, après avoir étudié les allégations y contenues ainsi que l'exposé des particularités, décide s'il doit examiner le malade. En cas de nécessité pressante, il rend un ordre immédiat, sinon il fixe un laps de temps ne pouvant excéder huit jours pour l'examen de la demande, et, dans l'intervalle, prescrit toutes les enquêtes lui paraissant utiles. Avis du moment fixé pour l'examen est donné au demandeur en personne, ou notifié à son domicile par lettre affranchie et recommmandée. Lorsque les certificats médicaux ne semblent pas suffisamment clairs et nets, le juge se transporte auprès de l'aliéné et procède à un examen approfondi. La demande ne s'étudie pas en public ; ne peuvent être présents que le demandeur, l'individu présumé aliéné (à moins de décision contraire du juge), toute personne désignée spécialement par lui à cet effet, et les médecins signataires des certificats.

A l'époque fixée pour cet examen, le juge y procède, ou repousse la demande, ou bien encore l'ajourne pour un délai ne dépassant pas quinze jours, afin de recueillir des preuves ou des renseignements plus concluants. Avis en sera adressé à qui de droit, et toute personne, dont le témoignage paraîtrait utile, appelée à venir déposer. Le juge et tout individu présent à l'examen d'une demande d'internement, ou en ayant eu connaissance officielle, sont tenus de garder le secret, hormis le cas ou les autorités légales les requerraient de parler.

Le malade présumé aliéné, ou la personne chargée de le représenter, n'ont pas la même obligation.

Rejet de la demande. — La requête est-elle repoussée, le juge délivre au demandeur un écrit de sa main, constatant les raisons qui ont dicté sa conduite; copie en est envoyée aux commissaires, et s'il y a eu un ordre d'urgence, avis immédiat donné à la personne chargée de la garde de l'individu présumé aliéné. Tout juge qui a accordé ou refusé un ordre d'admission doit, sur la réquisition des commissaires, leur indiquer les circonstances qui ont pesé sur sa décision; communication peut en être faite à l'aliéné présumé ou à qui de droit lorsque les Commissaires le jugent à propos. Après le rejet d'une demande, s'il en est présenté une nouvelle concernant le même individu, le demandeur devra indiquer qu'il a connaissance du fait. Les commissaires lui délivreront, à ses frais, une copie de l'exposé des raisons ayant déterminé le rejet de la demande précédente, et cet exposé sera joint à la nouvelle requête. La non observation de ces prescriptions est considérée comme un délit.

Droit de l'aliéné d'être examiné par l'autorité judiciaire. — Tout aliéné a droit à un examen par l'autorité judiciaire. Un malade reçu comme *private patient* sur un ordre où cet examen n'est pas constaté peut exiger d'être vu par un autre juge que celui qui a donné l'ordre d'admission, à moins pourtant que le médecin de l'établissement, ou dans le cas d'un *single patient*, le médecin traitant, ne déclare dans les vingt-quatre heures, en un certificat signé de sa main, l'exercice de ce droit préjudiciable au malade. Sinon le médecin doit, dans les vingt-quatre heures de l'entrée, donner par écrit au malade avis de son droit, et lui demander s'il entend l'exercer. Le malade pourra, dans les huit jours, signer une demande, laquelle sera expédiée par lettre recommandée et affranchie à l'autorité judiciaire compétente, c'est-à-dire à tout juge exerçant ses pouvoirs à l'endroit où se trouve l'aliéné, mais n'ayant pas signé l'ordre d'admission. Le juge, s'il le trouve utile, examinera les certificats médicaux et autres documents ayant déterminé l'ordre d'admission, puis après interrogatoire du malade, il enverra un rapport aux commissaires; ceux-ci prendront les mesures nécessaires. Seront coupables de délit, tout directeur d'un établissement ou tout médecin traitant d'un *single patient*, qui ne se conformeraient pas à ces prescriptions.

Définition de l'autorité judiciaire. — Les pouvoirs de l'autorité judiciaire sont exercés soit par un juge de paix spécialement nommé, soit par un juge de cour de comté, soit enfin par un magistrat quelconque. Tout juge dans l'exercice de ses fonctions peut assigner des témoins, les interroger, recevoir les serments, etc; il se fait assister, s'il le désire, par ses auxiliaires habituels, moyennant rémunération pour ce travail supplémentaire.

Nomination des juges chargés de rendre les ordres d'admission. — Les juges chargés de rendre les ordres d'admission, sont choisis par leurs collègues juges de comtés et de bourgs à sessions trimestrielles, lors de la réunion de la St-Michel pour les premiers, à une session spéciale en octobre pour les seconds. Si une année, ces nominations n'avaient point lieu, le lord chancelier y suppléerait par décret; de même s'il lui était démontré que le nombre des membres désignés fut insuffisant il nommerait des juges provisoires, à pouvoirs valables jusqu'à la prochaine session de la Saint-Michel ou d'octobre, suivant les circonstances. En cas d'absence, d'incapacité ou refus de siéger, ou de décès, les juges de comté ou de bourg ou le Lord Chancelier pourvoient à la vacance.

Ordres d'urgence. — La nouvelle loi prévoit la nécessité, soit en vue de la sécurité publique, soit dans l'intérêt du malade lui-même dont l'état exige des soins et un traitement immédiats, d'abréger les formalités premières. La seule pièce indispensable consiste alors en un ordre d'urgence, émanant autant que possible du mari, de la femme, ou d'un parent, et appuyé d'un certificat médical; la signature de l'ordre peut être antérieure ou postérieure au certificat. Lorsqu'il ne provient ni du mari, ni de la femme, ni d'un parent, les raisons contraires y sont exposées, ainsi que le degré de relations entre le signataire et le malade, et les circonstances ayant imposé l'urgence. Le signataire doit être âgé de vingt et un ans au moins et avoir vu en personne le malade dans les quarante-huit heures. Un ordre d'urgence peut précéder ou suivre une demande d'ordre d'admission. Dans le premier cas, la demande constate le fait; dans le second, copie est adressée par le demandeur au juge chargé de l'examen de l'affaire. L'ordre d'urgence a force pendant huit jours, et, lorsqu'une demande est pendante, jusqu'à ce qu'une décision ait été prise.

Admission des aliénés déclarés tels après enquête. — L'aliéné déclaré tel après enquête, peut être reçu dans un établissement spécial ou placé comme *single patient* sur un ordre signé par son conseil (y annexer le décret nommant ledit conseil). A défaut de conseil désigné, l'ordre porte la signature d'un *Master in Lunacy*.

Ordres sommaires d'admission. — La loi prévoyant le cas où un aliéné serait insuffisamment soigné et surveillé, cruellement traité ou négligé par sa famille ou ceux qui en ont charge, décrète que tout *constable*, *relieving-officer* (employé chargé de distribuer les secours) ou *overseer* (percepteur et administrateur de la taxe des pauvres) qui auraient avis d'un tel abus commis à l'égard d'un individu non indigent et ne jouissant pas de sa liberté, doivent prévenir dans les trois jours le juge compétent. Celui-ci visite en personne le malade ou désigne deux médecins pour s'assurer de son état mental. La folie reconnue, le juge peut ordonner que le malade soit admis et détenu dans tel établissement spécial où il serait conduit s'il était un indigent.

Tout médecin d'union qui vient à apprendre qu'un indigent du district est atteint d'aliénation, en avisera dans les trois jours le *relieving-officer* ou à son défaut un *overseer* de la paroisse où réside le malade. Le personnage avisé prévient dans les trois jours le juge compétent et celui-ci ordonne la comparution du malade dans le même délai.

Tout constable, *relieving-officer* ou *overseer* avertis qu'un individu (indigent ou non) donnant des signes de folie erre en liberté dans la paroisse ou le district, prennent les mesures nécessaires pour son arrestation, et sa comparution devant un juge. De même tout juge informé sous serment qu'un aliéné erre librement dans les limites de sa juridiction, somme un constable, un *relieving-officer* ou un *overseer*, de l'arrêter, et de le conduire devant lui ou tout autre juge compétent. L'individu appréhendé, le juge charge un médecin de l'examiner. La folie est-elle évidente, le médecin signe un certificat et le juge rend un ordre prescrivant l'admission et la détention dans un établissement d'aliénés.

L'ordre d'admission d'un malade indigent dans une maison spéciale ou un *workhouse* ne peut se donner que sur preuves que ledit malade reçoit, ou est en situation de recevoir des secours. Il reste alors à la charge de l'union.

Est considérée comme recevant des secours toute personne visitée par le médecin de l'union et aux frais de celle-ci.

Le juge chargé de rendre un ordre sommaire d'admission peut en suspendre l'exécution pendant un laps de temps n'excédant pas quinze jours.

Si le médecin, à qui incombe d'examiner l'aliéné, atteste par écrit qu'il n'est pas transportable pour le moment, le juge a également le droit de retarder l'exécution de l'ordre jusqu'au jour où un certificat médical déclarera l'obstacle disparu; cette déclaration aura lieu sitôt le fait constaté.

Dans les cas urgents et pendant l'accomplissement des démarches nécessaires, le malade est placé dans un *workhouse* pour une période ne pouvant excéder trois jours.

De même un aliéné justiciable d'un ordre sommaire d'admission peut, dans son intérêt particulier ou dans l'intérêt public, être, sur l'ordre d'un juge, reçu et détenu provisoirement dans un *workhouse;* cette séquestration ne devra pas dépasser quinze jours.

Un parent ou ami a toujours le droit de se charger du malade avec l'autorisation d'un juge compétent ou l'assentiment des visiteurs de l'asile, s'il a la conviction que des soins satisfaisants lui seront accordés.

Deux un plusieurs commissaires visitant un malade indigent, aliéné ou présumé tel, peuvent, s'ils le jugent à propos, mander un médecin; puis, sur un certificat de celui-ci attestant la folie, ils décernent un ordre d'admission.

Aliénés dans les workhouses. — A l'exception des cas mentionnés plus haut, nul ne sera détenu dans un *workhouse*, si le médecin de l'établissement ne certifie par écrit:

1° Que le malade est atteint de folie (exposer les raisons établissant le fait).

2° Qu'il doit être détenu comme aliéné dans un *workhouse.*

3° Que l'installation de l'établissement est suffisante au point de vue des soins et du traitement, et que les pensionnaires non aliénés jouissent d'un local distinct (à moins d'affirmation écrite que l'état du malade n'exige pas cette séparation).

Un tel certificat est suffisant pour faire détenir le malade contre son gré durant une période de quinze jours. Nul ne peut être séquestré plus longtemps sans un ordre du juge ayant le *work-house* dans sa juridiction; l'ordre s'obtient sur la demande d'un *relieving-officer* de l'union, demande appuyée de deux certificats, émanant, l'un d'un médecin étranger, l'autre du docteur de l'établissement. Le premier sera indemnisé par les *guardians* de l'union.

Lorsqu'un aliéné se trouve dans un *workhouse*, si le certificat précédemment décrit n'a pas été signé par le médecin de la maison, ou l'ordre de détention non délivré avant l'expiration des quinze jours, ou bien encore, si après l'émission de cet ordre le malade cesse de se trouver apte à être maintenu dans l'établissement, le médecin du *workhouse* prévient un *relieving-officer* de l'union; celui-ci se charge des démarches nécessaires pour obtenir le transfert dans un asile.

Au moment de la sortie d'un aliéné indigent, si le médecin de l'asile juge qu'il n'a pas suffisamment recouvré la raison et peut avec avantage être placé dans un *workhouse*, il affirme son opinion par écrit ; cette pièce suffit pour l'admission et la détention du malade, pourvu que le médecin du *workhouse* certifie que l'installation de l'établissement est propre aux soins et traitement de la folie et qu'il existe des locaux séparés pour les aliénés (à moins que l'état du malade ne nécessite pas cet isolement).

Des aliénés chroniques non dangereux pourront quelquefois être transférés au *workhouse;* les visiteurs des asiles y aviseront avec l'assentiment du *Board* gouvernemental local et des commissaires, et après entente avec les *guardians* de l'union.

Établissement où peuvent être détenus les aliénés. — Dans quels établissements peuvent être placés les aliénés ? A l'asile du comté ou du bourg où résidait le malade; s'il n'y existe pas d'asile ou si la place fait défaut, dans tout autre établissement; les raisons empêchant le placement dans les asiles du comté ou du bourg sont consignées dans l'ordre d'admission. Un aliéné indigent n'a pas droit à être admis dans un autre asile que celui du comté ou du bourg où il réside, à moins de contrat spécial.

Le directeur d'un hôpital ou d'une maison autorisée ne reçoit cette catégorie de malades qu'en raison d'un contrat préexistant.

Certificats médicaux. — Un certificat médical doit être écrit et signé par un médecin dûment enregistré; il expose les faits ayant motivé le diagnostic et ses observations personnelles y sont soigneusement distinguées de celles qui lui ont été communiquées, l'ordre d'admission ne pouvant se baser sur ces dernières.

Le certificat accompagnant un ordre d'urgence établit, avec raisons à l'appui, qu'il est indispensable, en vue de la sécurité publique, et dans l'intérêt même du malade, de le soumettre de suite à un traitement et à des soins spéciaux.

Un ordre d'admission ne peut être donné que si le ou les médecins ont examiné le malade dans les huit jours qui ont précédé la présentation de la demande; s'il n'y a pas eu de demande, l'examen médical a lieu dans les huit jours avant l'ordre d'admission.

Lorsque deux certificats sont nécessaires, chaque médecin interroge séparément le malade. Pour un ordre d'urgence, l'examen ne peut précéder l'admission de plus de deux jours pleins. Le certificat médical, qui accompagne une demande d'admission ou un ordre d'urgence, ne doit émaner ni du demandeur ni du signataire de cet ordre, ni d'un de leurs parents, associés, ou assistants.

L'un des certificats, dans le cas d'un *private patient*, sera, si possible, signé par le médecin habituel du malade, sinon le fait devra être consigné dans la demande avec les raisons qui y mettent obstacle.

Nul ne sera reçu dans un établissement d'aliénés, ou comme *single patient*, si le certificat médical joint à l'ordre d'admission porte la signature d'une des personnes suivantes :

a) Le directeur de l'établissement ou celui qui a la charge du *single patient*.

b) Tout individu intéressé aux paiements versés pour le compte de l'aliéné.

c) Les : mari, femme, père, beau-père, mère, belle-mère, fils, gendre, fille, belle-fille, frère, beau-frère, sœur, belle-sœur, associé ou assistant de l'une des personnes précédemment nommées.

Nul ne sera reçu dans un hôpital comme aliéné, si la demande ou le certificat portent la signature d'un des membres du comité directeur de cet hôpital.

Un médecin commissaire ou visiteur ne peut signer un certificat pour l'admission d'un malade dans un hôpital ou une maison autorisée, à moins d'avoir été délégué auprès de ce malade par un juge compétent, le Lord Chancelier, ou un conseil nommé par le juge en aliénation.

Modifications aux ordres et certificats reconnus défectueux. — Tout ordre ou certificat reconnu défectueux peut être amendé par son signataire dans les quinze jours de l'admission avec la sanction des commissaires, et, dans le cas d'un *private patient*, l'assentiment du juge qui a décerné l'ordre.

Si les commissaires trouvent un certificat incorrect ou défectueux ils réclament des modifications, et au cas où satisfaction ne leur est pas donnée dans les quinze jours, deux d'entre eux peuvent prescrire la mise en liberté.

Un ordre d'admission aura force suffisante pour assurer le transfert, la réception et la détention du malade sans autre recherche sur la signature et les pouvoirs de celui qui l'a décerné. Il est remis au directeur de l'établissement ou à la personne qui doit avoir la garde du malade.

Cas où ne sont pas requis de nouveaux ordres et certificats. — Si l'exécution en est différée ou si l'aliéné a été temporairement placé dans un *workhouse*, l'admission dans l'établissement désigné peut avoir lieu dans les quinze jours sans nouvelles pièces. Si le retard provient d'un certificat médical déclarant le malade hors d'état d'être transporté, la réception se fera également sans pièces nouvelles dans les trois jours qui suivront la signature d'une attestation admettant la possibilité du transport. Dans tous les autres cas, l'ordre perd sa force si l'admission n'a pas lieu dans les huit jours.

L'ordre pour l'admission d'un malade indigent resterait valable si, dans la suite, ce malade venait à être classé comme *private patient* ou vice versa. De même lorsqu'un aliéné a été retiré provisoirement du lieu où il était placé, ou encore transféré dans un autre établissement, l'ordre et les certificats restent en vigueur.

Durée en vigueur des ordres d'admission. — Pour combien de temps un ordre d'admission est-il valable ? Pour un an, puis pour deux, trois et enfin pour des périodes successives de cinq ans, pourvu qu'à la fin de chacune de ces échéances diverses le médecin traitant adresse aux commissaires un rapport sur l'état physique et mental du malade avec certificat attestant que les troubles de l'intelligence n'ont pas cessé d'exister et que le maintien continue à être nécessaire. Ce rapport doit être envoyé un mois au plus et huit jours au moins avant l'expiration de chaque période. Lorsque les Commissaires ne sont pas convaincus par les conclusions du rapport, ils font une enquête et ordonnent au besoin la mise en liberté, s'il s'agit d'un malade placé dans un hôpital ou une maison autorisée. Mais si l'aliéné est dans un asile, ils adressent copie du rapport, avec tous les autres renseignements, au clerc du comité de visite de cet établissement, et le comité prend les décisions nécessaires. Toutes ces prescriptions ne s'appliquent pas aux aliénés déclarés tels après enquête.

Rapports consécutifs à l'admission. — Le médecin d'un établissement d'aliénés, ainsi que le médecin attaché un à *single patient*, doit, à la fin du mois qui suit l'admission de tout *private patient*, adresser aux commissaires un rapport sur l'état physique et mental du malade. Le médecin d'une maison autorisée par les juges, envoie à la même date copie de son rapport au clerc des visiteurs des maisons du comté ou du bourg. Lorsque la maison autorisée se trouve sous leur jurisprudence immédiate, les commissaires chargent l'un ou plusieurs d'entre eux d'examiner le malade et de s'assurer de la légitimité de la détention; les visiteurs du comté ou du bourg délèguent à cet effet le médecin visiteur et, s'il existe quelque doute, ils en réfèrent aux commissaires.

Dans le cas d'un *single patient*, les commissaires, s'ils ne peuvent envoyer l'un d'entre eux auprès du malade, adressent une copie du rapport au médecin visiteur du comté ou du bourg, le priant de se livrer à une enquête et de leur en faire connaître le résultat. De même, pour un *private patient* interné dans un asile ou dans un hôpital, les commissaires, s'il leur est impossible de déléguer un des leurs, avisent le comité de visite de l'asile ou le comité directeur de l'hôpital. Lorsque dans le courant du mois de l'admission d'un *private patient*, l'établissement reçoit la visite de commissaires, et que ceux-ci examinant le malade constatent la légitimité de sa détention, aucune visite spéciale ne suit le rapport de fin de mois. Ces prescriptions ne concernent ni les malades transférés, ni les aliénés déclarés tels après enquête.

Restraint mécanique. — La loi règle de la manière suivante l'emploi du restraint mécanique. On n'y aura recours que dans les cas chirurgicaux ou médicaux, ou bien pour empêcher le malade de nuire, soit à lui-même, soit aux autres. Chaque fois un certificat médical décrira les moyens employés et exposera les raisons qui ont nécessité ce recours; le certificat sera signé dans un établissement d'aliénés ou un *workhouse* par le médecin de la maison, et s'il s'agit d'un *single patient* par le médecin traitant. Tout usage du restraint doit être enregistré jour par jour et copie adressée aux commissaires à la fin de chaque trimestre; dans les *workhouses*, constatation sur registre faite par le médecin de la maison et pièces envoyées aux clercs des *guardians*.

Droit de correspondance accordé aux aliénés. — Le directeur de tout établissement, ainsi que la personne chargée d'un *single patient*, devra envoyer, sans les décacheter, les lettres adressées par les malades au Lord Chancelier, à un juge en aliénation, à un secrétaire d'État, aux commissaires, au signataire de la demande d'internement, aux visiteurs de la Chancellerie, au comité des visiteurs ou à l'un d'entre eux. Il pourra de même, à sa discrétion, envoyer à son adresse toute autre lettre. Chaque infraction à cette règle est punie d'une amende ne dépassant pas vingt livres.

Dans les établissements où sont internés les *private patients*, doivent être affichées, sur l'ordre des commissaires, des notices imprimées portant les indications suivantes :

A. Le droit que possède tout *private patient* de voir partir ses lettres comme il a été dit plus haut.

B. Son droit de réclamer une entrevue personnelle et privée avec un commissaire ou un visiteur lors de l'inspection.

Ces notices seront apposées de manière à être lues aisément par les malades; tout refus de les placer est passible d'une amende n'excédant pas vingt livres.

Soins médicaux. — Le médecin signataire du certificat sur lequel est basé l'ordre d'admission d'un *private patient* ne peut traiter le malade aussi longtemps que l'ordre reste en vigueur.

Un médecin ayant le titre de commissaire ou de visiteur, ne soigne un *private patient*, dans un hôpital ou une maison autorisée, que s'il est spécialement délégué auprès de lui soit par la personne qui a demandé l'ordre d'admission, soit par le Lord Chancelier, un secrétaire d'État ou un conseil nommé par le juge en aliénation.

Les commissaires peuvent fixer le nombre de visites médicales que doit recevoir un *single patient*, sinon ces visites sont faites une fois au moins tous les quinze jours par un médecin ne tirant nul profit de la garde du malade, et n'ayant ni associé, ni père, fils ou frère qui en bénéficient. Deux commissaires ont droit de changer le médecin traitant d'un *single patient* et de réclamer à n'importe quel moment, un rapport médical.

Les commissaires peuvent en certains cas, autoriser une personne ayant la garde d'un *single patient* à se charger d'un ou de plusieurs autres malades dans les mêmes conditions.

Visites des amis. — Tout commissaire ou visiteur d'une maison autorisée a le droit de donner par écrit l'ordre de laisser voir un malade par un parent ou ami, ainsi que par toute personne, médecin ou non, qu'un ami de ce malade désire introduire auprès de lui. L'autorisation est valable pour une ou plusieurs visites, ou bien constitue une permission générale, à toute heure raisonnable, avec ou sans restrictions quant à la présence d'une tierce personne. Le directeur refusant d'obéir à un tel ordre est passible d'une amende n'excédant pas vingt livres.

Substitution d'une autre personne à celle qui a demandé l'ordre d'admission. — Les commissaires ont le droit de substituer à la personne qui a demandé l'ordre d'admission (de son vivant ou après sa mort), toute autre personne consentant à se soumettre aux devoirs et responsabilités du demandeur.

Un ordre de substitution peut être donné sans le consentement du demandeur de l'ordre d'admission; mais en ce cas les commissaires doivent, quinze jours auparavant, l'avertir de leur intention, et lui faire savoir le nom de celui par qui ils se proposent de le remplacer; dans les quinze jours de la réception de cet avis, la personne qui en fait l'objet peut, soit verbalement, soit par écrit, exposer aux commissaires les raisons qui s'y opposent. Ceux-ci prendront telle décision qui leur semblera convenable.

Droit pour toute personne de réclamer un examen médical du malade. — Toute personne, soit parente ou amie d'un malade détenu dans un établissement d'aliénés, soit même étrangère, peut prier les commissaires d'ordonner l'examen de ce malade par deux médecins. S'ils accèdent à la demande, et que les médecins, après deux examens particuliers à huit jours d'intervalle, déclarent la mise en liberté sans danger pour le malade ni pour les autres, les commissaires accordent la sortie. Elle a lieu à l'expiration des dix jours qui suivent la date de la signature de l'ordre d'élargissement.

Enquêtes sur les biens des aliénés. — Le Lord Chancelier, à la prière des commissaires, prescrit des enquêtes sur les biens des aliénés. Les *Masters* sont chargés de réclamer, soit à la personne qui a demandé l'admission, soit à celle qui paie pour le malade ou administre sa fortune, les renseignements nécessaires. Les commissaires ont également le droit, toutes les fois qu'ils le jugent utile, de s'enquérir au sujet des biens d'un individu détenu comme aliéné.

Demande de recherches. — Un commissaire, au reçu d'une requête ayant pour but de savoir si une personne est enfermée dans un établissement d'aliénés, peut, s'il le juge à propos, signer un ordre pour le secrétaire des commissaires. Les dossiers sont alors examinés ; s'il se confirme que la personne en question est séquestrée, ou l'a été dans les douze mois précédents, le secrétaire délivre au pétitionnaire une pièce spécifiant la situation de l'établissement, le nom du directeur, la date de l'entrée et, en cas de transfert ou de mise en liberté, l'époque exacte. Lorsqu'une requête semblable est adressée à un visiteur, concernant une maison autorisée placée sous sa juridiction, il envoie un ordre identique au clerc des visiteurs, lequel agit comme il a été dit précédemment. Le pétitionnaire paie à la personne chargée des recherches une somme n'excédant pas sept schellings, à fixer par les commissaires ou les visiteurs, suivant le cas.

Régime. — Les commissaires peuvent, hors de leurs visites, prescrire et régler le régime des malades indigents dans les hôpitaux et maisons autorisées. Les visiteurs de ces dernières jouiront des mêmes pouvoirs sauf avis des commissaires.

Registres dans les workhouses. — Les *guardians* de chaque union délégués comme visiteurs, doivent, au moins une fois par trimestre, inscrire, sur un registre spécial, leurs observations concernant le régime et le traitement des aliénés de l'union ; ce registre est présenté aux commissaires à leur prochaine visite.

Sorties à titre d'essai ou pour raisons de santé. — Deux visiteurs d'un asile, sur l'avis écrit du médecin, accordent des sorties d'essai aussi longues qu'ils le jugent à propos ; si le malade est indigent, ils peuvent lui faire donner une allocation ne dépassant pas le coût de son entretien à l'asile.

Le directeur d'un hôpital ou d'une maison autorisée pourra, moyennant le consentement ci-après mentionné :

« Envoyer un ou plusieurs *private patients* suffisamment surveillés, en tel lieu qu'il jugera propre, ou en voyage en Angleterre et pour le temps nécessaire à leur bien-être et à leur santé. »

« Les autoriser à s'absenter à titre d'essai. »

Deux commissaires, deux membres du comité directeur s'il s'agit d'un hôpital, ou deux visiteurs pour une maison autorisée, donneront le consentement nécessaire; mais, auparavant est indispensable, à moins de circonstances s'y opposant, l'acquiescement de la personne qui a demandé l'admission, ou de celle qui a fait le dernier paiement pour l'aliéné. Mêmes autorités pour permettre à un malade indigent de s'absenter à titre d'essai, pour une période de durée convenable, et pour lui faire accorder le subside mentionné plus haut.

Le médecin d'un hôpital ou d'une maison autorisée a les pouvoirs suffisants pour accorder à un malade une absence ne dépassant pas quarante-huit heures. Lorsqu'un malade absent à titre d'essai ne rentre pas à l'expiration de la période prescrite, il peut, durant quinze jours, être repris comme évadé, à moins d'un certificat adressé soit aux visiteurs de l'asile, soit au directeur de l'hôpital ou de la maison autorisée, déclarant la détention désormais inutile.

Toute personne ayant charge d'un *single patient* peut changer de résidence et transférer le malade dans une nouvelle habitation en Angleterre, mais, huit jours auparavant, avis du fait et indication de la nouvelle résidence doivent être donnés aux commissaires et à la personne qui a fait la demande d'admission ou payé en dernier lieu pour le malade. Le *single patient* peut également, avec le consentement préalable d'un commissaire, être conduit, spécialement surveillé, à telle place spécifiée d'avance, pour un temps fixé, si la chose est profitable à sa santé, ou encore être autorisé à s'absenter à titre d'essai. Avant de donner son consentement, le commissaire s'assure de l'approbation écrite de la personne qui a demandé l'admission du malade ou effectué le dernier paiement.

Aliénés placés chez des parents ou des amis. — Lorsqu'un parent ou ami d'un aliéné indigent demande au comité de visite d'un asile, l'autorisation de se charger du malade, le comité s'assure au préalable de l'approbation des *guardians* de l'union dont dépend l'aliéné ou de l'autorité locale chargée de son entretien, ou encore (au cas où la résidence proposée se trouve en dehors des limites de l'union ou des pouvoirs de ladite autorité) du consentement du juge ayant juridiction en ce lieu; ce point établi, certain que le malade recevra les soins nécessaires, il le remet au réclamant. La redevance payée à ce dernier ne dépasse pas les frais nécessités par l'entretien à l'asile.

Transferts. — Le transfert des *private* ou *single patients*, sur ordre des personnes compétentes, nécessite le consentement écrit d'un commissaire.

A la mort de celui qui s'est chargé d'un *single patient*, les commissaires, sur la demande des ayant droit, ou s'il ne se produit pas de réclamations dans les huit jours, de leur propre mouvement, confient le malade à tel individu qu'ils en jugent digne. La garde d'un *single patient* peut, à n'importe quel moment, être retirée à celui qui la possède par deux commissaires et donnée à un autre ; de même pour le transfert dans un établissement d'aliénés.

Deux ou plusieurs commissaires visitant un *workhouse*, et convaincus qu'un aliéné ne saurait y être maintenu, prescrivent l'envoi dans un établissement spécial ; les *guardians* de l'union ont un mois pour en appeler à un secrétaire d'État. Celui-ci charge un commissaire non signataire de l'ordre d'envoi, ou toute autre personne, de se rendre au *workhouse* et de lui adresser un rapport.

Les aliénés détenus dans un hôpital ou une maison munie d'une licence sont transférés sur l'ordre de l'autorité responsable de leur entretien. Dans un *workhouse*, les transferts se font par les soins des *guardians* de l'union.

Lorsqu'un aliéné indigent a été confié par le comité de visite de l'asile à la garde d'un parent ou d'un ami, deux membres du comité peuvent, à tout moment, prescrire de nouveau le transfert à l'asile. De même, deux visiteurs ordonnent le transfert des indigents soit dans un asile de comté, soit dans tout autre établissement d'aliénés. L'autorisation écrite de deux commissaires est indispensable. Un certificat médical constate que le transfert peut avoir lieu sans risques aucuns pour le malade.

Lorsqu'une union relève de plusieurs comtés, si le *workhouse* se trouve dans l'un d'eux, et la résidence de l'aliéné dans un autre, le juge de l'un de ces deux comtés rend l'ordre de transfert pour un de leurs asiles. Les ordres sont faits en double ; l'un des duplicata est remis au directeur de l'établissement où séjournait primitivement l'aliéné, l'autre au directeur de la maison où il a été transféré. Le directeur de l'ancien établissement, ou celui qui a provoqué le transfert, délivre, sans frais aucuns, une copie de l'ordre d'admission et des diverses pièces, à la personne chargée d'escorter le malade, pour les remettre au directeur du nouvel asile.

La famille ou les amis d'un aliéné, désireux de le voir conduire dans son pays, s'adressent aux commissaires qui en réfèrent au secrétaire d'État ; celui-ci examine la demande, pèse les raisons et circonstances, et rend, s'il le juge à propos, un ordre conforme.

Sortie. — La mise en liberté d'un *private patient* détenu dans un établissement d'aliénés ou placé comme *single patient* se fait sur la requête de la personne qui a réclamé l'ordre d'internement. Lorsque cette personne se trouve pour une cause quelconque dans l'impossibilité de signer un ordre de mise en liberté, ou si le malade classé primitivement comme indigent, l'est ensuite comme *private patient*, la sortie peut être demandée, soit par celui qui a versé le dernier paiement, soit par le mari ou la femme, et à leur défaut par le père, la mère ou the *nearest of Kin* (*next of Kin* signifie l'héritier légal et les personnes à qui reviennent, conformément aux règlements, les biens des intestats). Si nul n'a qualité pour agir, les commissaires interviennent et provoquent la mise en liberté.

La sortie n'a pas lieu, lorsque le médecin de l'établissement, ou dans le cas d'un *single patient* le médecin traitant, certifie par un écrit motivé, que rendre l'aliéné à lui-même constituerait un danger. Néanmoins, deux des visiteurs de l'asile, les commissaires chargés d'inspecter l'hôpital ou la maison autorisée, ou un seul de ces derniers s'il s'agit d'un *single patient*, peuvent donner quand même leur consentement écrit à la sortie du malade. Deux commissaires, l'un médecin et l'autre légiste, ont le droit d'examiner tout aliéné détenu soit dans un hôpital, soit dans une maison autorisée, soit comme *single patient*; dans les huit jours de leur visite, si les causes de séquestration ne leur semblent pas suffisantes, ils signent un ordre de mise en liberté qu'ils signifient immédiatement au directeur de l'établissement, ou dont ils donnent avis:

« Pour un *private patient*, à la personne qui a réclamé l'ordre d'internement, ou à celle qui a effectué le dernier paiement. »

« Pour un indigent aux *guardians* de l'union. »

Trois visiteurs d'un asile peuvent prescrire la mise en liberté de tout malade guéri ou non; deux d'entre eux ont les mêmes droits, moyennant l'assentiment par écrit du médecin de l'établissement.

Lorsque deux visiteurs dont un médecin, après s'être rendus deux fois, à huit jours au moins d'intervalle, dans une maison autorisée, jugent qu'un malade s'y trouve détenu sans motifs suffisants, ils ordonnent son élargissement (ils consultent préalablement le médecin de la maison).

Lorsqu'un parent ou ami d'un indigent détenu dans un asile, prie le comité de visite de le lui confier, le consentement de deux membres suffit, moyennant l'assurance que l'union, le comté ou le bourg seront dorénavant libérés de toutes charges, les soins nécessaires étant assurés, et le malade ne pouvant nuire à lui-même ou aux autres. Personne ne réclamant la sortie et les visiteurs la jugeant indiquée, ils en avisent soit un *relieving-officer* de l'union qui a charge de l'aliéné, soit le clerc des autorités locales responsables de son entretien. A la réception de cette note ils prennent les dispositions nécessaires pour faire conduire le malade au *workhouse*.

Les *guardians* de l'union, dont dépend un *workhouse*, peuvent mettre en liberté tout aliéné détenu dans cet établissement.

Au moment de la sortie d'un malade, qui se considère comme ayant été injustement séquestré, le secrétaire des commissaires lui délivre gratuitement une copie de l'ordre d'admission, du ou des certificats, de la demande d'internement, et de la déclaration.

Guérison. — Le directeur d'un hôpital ou d'une maison autorisée, ou la personne chargée d'un *single patient*, donne avis de la guérison à celui qui a réclamé le placement, pour un *private patient*, et aux *guardians* de l'union pour un indigent. L'avis porte que, non retiré dans les huit jours, le malade sera mis en liberté.

Enquêtes sur les décès. — Tout coroner concevant des doutes sur les causes du décès d'un aliéné, prescrit une enquête.

Évasions. — Un aliéné évadé peut être repris dans les quinze jours, sans nouvel ordre ni certificat, par les soins, soit du directeur de l'asile, hôpital, ou *workhouse*, soit de la personne qui en a la garde comme *single patient*, soit de tout intermédiaire muni d'une autorisation écrite.

Ordres d'enquête. — Le juge en aliénation, sur demande spéciale, prescrit une enquête dans le but d'établir si une personne donnée est atteinte de folie, incapable de se diriger et de gérer ses affaires. Ladite personne ne reçoit avis de la demande et ne peut réclamer un jury, que si elle se trouve dans le ressort.

Le juge fait droit à cette requête, à moins que, après examen du malade, il ne demeure convaincu que ce dernier ne jouit pas d'un esprit suffisamment lucide pour la concevoir et formuler.

Réunion d'un jury sur avis des Masters. — A défaut d'enquête devant un jury, les *Masters* examinent personnellement le malade et prennent toutes les informations nécessaires ; néanmoins, s'ils le déclarent utile à la cause, on convoque le jury.

Enquête portée devant la Haute Cour. — Le juge en aliénation peut toujours porter la question devant la Haute Cour. Le malade est interrogé, soit en public, soit à huis clos, avant les dépositions des témoins et avant le prononcé du verdict, à moins que le président n'en décide autrement.

Le certificat des *Masters*, sur l'état mental des personnes soumises à leur examen, produit le même effet qu'une enquête devant jury.

Nombre des jurés. — Le Lord Chancelier règle à sa volonté le nombre des jurés pourvu que le verdict soit rendu par douze votants.

Nature et limites de l'enquête. — L'enquête se borne à préciser si le malade est atteint de folie et hors d'état de se conduire ou de s'occuper de ses affaires ; on ne tient compte ni des actes ni des paroles remontant à plus de deux ans. Si le malade, reconnu aliéné et incapable de gérer ses biens, peut néanmoins se diriger lui-même, son état n'offrant de danger ni pour lui ni pour les autres, mentionner le fait.

Enquête prescrite sur rapport des commissaires. — Quand les commissaires font savoir au Lord Chancelier que les biens d'un individu détenu comme aliéné, mais non déclaré tel après enquête, ne sont pas dûment protégés, ou que l'on n'en consacre pas les revenus aux intérêts du malade, cet avis, transmis aux *Masters*, constitue une demande d'enquête.

Opposition. — Toute personne désireuse de faire opposition à une enquête (la question n'étant pas portée devant la Haute Cour) s'adresse dans les trois mois au juge en aliénation ; celui-ci, après examen, fixe pour la procédure un laps de temps n'excédant pas six mois. Nul n'est admis à faire opposition plus d'une fois. Le verdict rendu en Haute Cour ne saurait être susceptible d'opposition, mais le juge en aliénation a le droit de prescrire soit une seconde épreuve, soit une nouvelle enquête.

Juges en aliénation. — L'autorité de juge en aliénation est exercée, soit par le Lord Chancelier, commis à la garde de la personne et des biens des aliénés et agissant conjointement avec un ou plusieurs juges de la Cour suprême, soit par l'un de ces juges.

L'enquête ayant déclaré un individu atteint de folie et incapable d'administrer sa fortune, mais en état pourtant de se diriger lui-même et sans danger ni pour lui ni pour les autres, le juge en aliénation prend les dispositions nécessaires pour la gestion des biens et l'entretien du malade, mais ne rend pas d'ordre de séquestration.

Masters en aliénation. — Les deux *Masters* en aliénation doivent être choisis parmi les avocats exerçant leur profession depuis dix ans au moins.

Le Lord Chancelier peut en certains cas désigner une commission générale d'enquête qui siège sous la direction des *Masters ;* il nomme également à l'occasion une commission spéciale qui agit seule ou de concert avec eux.

Les *Masters* reçoivent les serments et assignent les témoins.

Expiration des ordres de séquestration. — Le médecin traitant de tout aliéné déclaré tel après enquête adresse aux *Masters*, à l'expiration de la première, de la troisième et de la sixième année, à dater de la mise en vigueur de la nouvelle loi, et ensuite à l'expiration de chaque période subséquente de cinq ans, un rapport sur l'état physique et mental du malade ; il y annexe un certificat écrit de sa main et attestant (si tel est le cas) que l'aliéné, insuffisamment amélioré, nécessite encore soins et traitement.

Quand, aux périodes prescrites, les *Masters* ne reçoivent ni rapport, ni certificat, ils s'informent des motifs de cette omission, et à moins qu'ils ne soient convaincus de la persistance de la folie, l'ordre d'internement cesse d'avoir force, mais rien ne change quant à la garde des biens.

Un *Master* peut, par autorisation écrite, reculer les limites d'envoi du rapport et du certificat, mais seulement pour une période n'excédant pas six mois.

Administration des biens. — Les prévisions de l'Act, au point de vue de l'administration des biens, s'étendent :

« Aux aliénés déclarés tels après enquête ».

« Aux malades dont la fortune est administrée et protégée par un décret antérieur à la nouvelle loi. »

« A toute personne légalement détenue comme atteinte de folie, sans avoir été soumise à une enquête. »

« A tout individu non détenu comme aliéné, ni déclaré tel après enquête, mais néanmoins reconnu, par suite d'infirmité mentale provenant de l'âge ou d'une maladie, incapable de s'occuper de ses affaires. »

« A toute personne dont la folie et l'incapacité ont été, à la satisfaction du juge en aliénation, établies soit par certificat d'un *Master*, soit par un rapport des commissaires, soit par déclaration écrite et affirmée sous serment ; pourvu toutefois que les biens n'excèdent pas deux mille livres en capital ou cent livres de revenu. »

« A toute personne qui est ou a été un aliéné criminel et continue à être aliénée et séquestrée. »

Un ordre du juge suffit pour la vente, l'hypothèque, etc., des biens du malade ; l'argent qui en provient doit servir :

« Au paiement de ses dettes et engagements. »

« A acquitter toute charge sur sa fortune. »

« A solder toutes dettes ou dépenses occasionnées par son entretien ou ses intérêts. »

« Aux frais de son entretien futur. ».

Le juge peut autoriser l'administration à :

« Vendre les propriétés. »

« Opérer échange ou partage des biens indivis. »

« Continuer le commerce ou l'industrie du malade. »

« Donner à bail une propriété pour construction, culture ou autres usages. »

« Donner à bail les minerais, avec ou sans le sol correspondant. »

« Dénoncer un bail ou le renouveler. »

« Exécuter les contrats passés par l'aliéné avant le début de la maladie. »

« Céder une propriété onéreuse, ou en disposer d'une manière quelconque. »

« Exercer tous pouvoirs dans l'intérêt du malade. »

Droit des juges de cour de comté. — Lorsque les biens d'un aliéné séquestré sont d'une valeur inférieure à deux cents livres, et qu'aucun parent ou ami ne veut en accepter la gestion, tout juge de comté ayant juridiction au lieu de détention, peut intervenir sur la demande, soit du clerc des *guardians*, soit du *relieving-officer,* de l'union dont dépend le malade ; il autorise le réclamant, ou toute autre personne spécialement désignée, à prendre possession de ces biens et à exercer tous les pouvoirs dévolus au représentant légal après décès.

Commissaires en aliénation. — Parmi les commisssaires en aliénation, un certain nombre, médecins ou avocats, reçoivent des appointements, mais ne peuvent remplir une autre fonction dont ils tireraient profit.

Toutes les fois qu'un commissaire vient à mourir, quitte ses fonctions ou se trouve dans l'impossibilité de les remplir, le Lord Chancelier pourvoit à son remplacement. La succession d'un médecin est toujours dévolue à un médecin et celle d'un avocat à un membre du barreau n'ayant pas moins de cinq ans d'exercice.

Tout autre commissaire n'a, comme remplaçant, ni médecin ni avocat en exercice ; mais un commissaire, soit médecin, soit légiste, peut néanmoins, après avoir démissionné, être désigné pour combler une vacance parmi les commissaires non payés.

En cas de maladie ou incapacité temporaire d'un commissaire médecin ou légiste le Lord Chancelier désigne, sur la demande du *Board*, un membre de la même profession pour le suppléer aussi longtemps qu'il sera nécessaire.

Les licences, ordres, etc., portent le sceau de la commission, et ne sont valables qu'à cette condition.

Président permanent choisi exclusivement parmi les membres non payés.

Questions résolues à la majorité des votants; le président a droit de vote, et en cas de partage, voix prépondérante.

Secrétaire attaché au *Board;* en cas de vacance, on y pourvoit, avec l'approbation du Lord Chancelier; le choix ne peut porter que sur un avocat n'ayant pas moins de sept ans d'exercice.

Toute personne possédant ou ayant possédé dans le courant de l'année des intérêts dans une maison autorisée, ne peut remplir les fonctions de commissaire, de secrétaire ou clerc du *Board*. Ceux qui deviendraient par la suite intéressés dans un établissement devraient résigner leurs fonctions.

Les commissaires (au nombre de cinq au moins) tiennent le premier mercredi des mois de février, mai, juillet et novembre, leurs réunions trimestrielles ; ils y reçoivent les demandes de licences. Lorsque les membres présents ne sont pas en nombre suffisant, on remet la séance au mercredi suivant et ainsi de suite, jusqu'à ce que le chiffre réglementaire ait été atteint. Les commissaires ont le droit d'ajourner la réunion à telle époque et à telle place qui leur convient.

Sur la requête écrite d'un commissaire, le secrétaire convoque les membres du *Board;* notice du lieu, du jour et de l'heure, est envoyée vingt-quatre heures à l'avance. Le *Board* peut, par résolution revêtue de son sceau, ou enregistrée dans un livre spécial et signée au moins par cinq de ses membres, délimiter le travail et édicter des règlements fixant les devoirs des commissaires, du secrétaire, du clerc et des employés. En prévision d'une réunion à cet effet, le secrétaire avise les intéressés au moins huit jours à l'avance.

Tous les six mois, les commissaires adressent au Lord Chancelier un rapport mentionnant le nombre des visites faites et des malades examinés. Avant juin, ou dans le courant de ce mois au plus tard, ils lui envoient un rapport sur la condition des établissements d'aliénés et autres places inspectés par eux, sur les soins donnés aux malades, et toutes autres particularités intéressantes. Le Parlement reçoit une copie de ces rapports dans le courant du mois, s'il siège actuellement, sinon, vingt et un jours après l'ouverture de la session suivante.

Visiteurs des aliénés. — Le corps des visiteurs de la Chancellerie se compose de trois membres, médecins ou légistes; ces derniers, pour être nommés, doivent avoir au moins cinq ans d'exercice. Le Lord Chancelier pourvoit aux vacances, et prononce les révocations.

Les visiteurs de la Chancellerie et les *Masters* peuvent de temps à autre se réunir (au moins au nombre de trois) pour délibérer sur toutes matières se rapportant à l'inspection des aliénés; ils en réfèrent au Lord Chancelier.

Lorsqu'un visiteur se trouve forcé d'abandonner temporairement ses fonctions, il a le droit, sauf approbation du Lord Chancelier, de désigner un remplaçant, qui jouit provisoirement de tous ses pouvoirs et prérogatives.

Comité de visite des asiles. — Le comité de visite de chaque asile, nommé annuellement par l'autorité locale, ne compte pas moins de sept membres ; dans les asiles de district, il en comprend autant que l'exigent les conventions en vertu desquelles l'établissement est constitué.

Lorsqu'il y a plusieurs asiles, l'autorité locale désigne un comité général d'administration et de contrôle, lequel choisit des sous-comités pour chacun des asiles.

Pendant toute la durée d'un contrat pour la réception, dans un asile de comté, des aliénés indigents d'un bourg de comté, ou de l'un des bourgs dont les conseils sont reconnus par la loi autorités locales, le conseil du bourg élit un comité de visite à qui il confie l'inspection de ses aliénés internés à l'asile.

Les comités de visite sont nommés à la réunion trimestrielle tenue en novembre par les autorités locales. Lorsqu'un visiteur vient à mourir, démissionne, ou se trouve dans l'incapacité de remplir ses fonctions, l'autorité qui l'a choisi pourvoit le plus tôt possible à son remplacement.

Aucune vacance dans le corps n'empêche les membres restants de remplir leurs devoirs.

Un comité garde ses fonctions jusqu'à la première réunion de ses successeurs. S'il y a vice dans l'élection, le comité précédent reste en exercice comme dûment réélu.

Le comité de visite de chaque asile examine avant le mois de juin les comptes du trésorier et du clerc de l'établissement, et produit un rapport à la prochaine réunion de l'autorité locale compétente.

La loi interdit aux visiteurs de retirer soit un avantage quelconque des contrats ou travaux profitant au comité, soit une rémunération d'aucune sorte des fonds de l'asile. Cette prohibition ne s'étend point aux bénéfices que donneraient à l'un d'eux des actions d'une compagnie liée par contrat avec le comité, ou exécutant un travail pour l'asile ; il ne peut néanmoins émettre de vote sur ce point spécial.

Les comités de visite désignés en tout ou partie par un conseil de comté sont régis par les règlements s'appliquant auxdits conseils et déterminés par l'Act de 1888.

Pour les autres comités :

« Les membres se réunissent dans le mois qui suit l'élection. »

« Avis est donné à chacun d'eux au moins huit jours à l'avance. »

« A la première séance, élection du président. »

« Le président dirige toutes les réunions auxquelles il assiste ; en cas d'absence, il est remplacé provisoirement par l'un des membres présents que désignent ses collègues. »

« La date et le lieu des séances sont susceptibles d'être changés. »

« Le comité se réunit aussi souvent qu'on le juge nécessaire. »

« Deux membres suffisent pour faire ajourner une séance ; pour toute autre proposition, trois votants constituent le quorum. »

« Chaque question est résolue à la majorité des membres présents, et en cas d'égalité, le président a voix prépondérante. »

« Le clerc convoque le comité sur réquisition écrite soit de deux membres, soit du directeur de l'asile ; le président peut également provoquer une réunion, toutes les fois qu'il en reconnaît l'utilité. »

Visiteurs des maisons autorisées. — Les juges des bourgs à sessions trimestrielles et des comtés non placés sous la juridiction immédiate des commissaires, désignent chaque année trois d'entre eux, ainsi qu'un ou plusieurs médecins, pour inspecter les maisons autorisées de leur circonscription. Les nominations sont faites par les juges des comtés à leur réunion trimestrielle de la St-Michel, et par ceux des bourgs à une session spéciale tenue en octobre. Le clerc des juges notifie au clerc de paix les noms, résidences, occupations et professions des visiteurs désignés, et la liste en est publiée dans les quinze jours en un journal de la localité. Les commissaires sont avisés dans les trois jours.

Les visiteurs se réunissent suivant les besoins du service ; on tient secrets la date et le lieu des séances, et les visites se font à l'improviste.

Devoirs des visiteurs de la chancellerie. — Les visiteurs de la chancellerie examinent, au moins deux fois l'an, tout aliéné déclaré tel après enquête ; ils s'assurent des soins donnés, du traitement, de l'état mental et physique, et des dispositions prises au point de vue de l'entretien et du bien-être.

Les malades résidant en une maison particulière, reçoivent, les deux premières années qui suivent l'enquête, au moins quatre visites spéciales.

Les visiteurs de la chancellerie voient également les personnes présumées aliénées, et font à leur égard les enquêtes et rapports que prescrit le juge en aliénation ; tous les six mois ils exposent au Lord Chancelier le nombre de visites faites, de malades examinés, et de milles parcourus. Le 1er janvier, ils rendent compte de toutes les sommes reçues, soit comme frais de voyage, soit pour tout autre objet.

Une copie du rapport et des comptes est produite devant le Parlement, soit au 1er février, s'il siège à cette époque, soit vingt et un jours après l'ouverture de la session suivante.

Lorsque les visiteurs ne peuvent parvenir auprès d'un aliéné, ou découvrir sa résidence, ils en informent immédiatement le Lord Chancelier.

Les rapports, tenus secrets, ne sont communiqués qu'aux membres du *Board* des visiteurs, au juge en aliénation ou à ses délégués. Après le décès d'un malade, on détruit tous ceux qui le concernent.

Visites des commissaires. — Deux commissaires (un médecin et un avocat) inspectent les asiles au moins une fois l'an, et constatent si l'on se conforme aux prescriptions de la loi, relativement à :

« La construction des bâtiments. »

« Les visites. »

« L'administration. »

« L'admission et la sortie des malades. »

Ils s'assurent également :

« De la célébration du service divin. »

« Des recours à la coercition, et du résultat obtenu. »

« Du classement des aliénés, et du nombre des gardiens attachés à chaque catégorie. »

« Des occupations et amusements, et du bénéfice ainsi obtenu. »

« De la condition mentale et physique des indigents au jour de l'entrée. »

« Du régime des aliénés indigents. »

« Enfin de toutes autres matières intéressantes. »

Des visites supplémentaires peuvent avoir lieu à n'importe quel moment.

Inspections par les membres du comité de visite. — Deux membres du comité de visite inspectent au moins deux fois l'an les diverses parties de l'asile, et voient tous les malades, de façon à donner à chacun d'eux pleine facilité de formuler ses plaintes; ils lisent les ordres d'internement et les certificats médicaux concernant les aliénés reçus depuis leur dernière visite, vérifient les registres, et notent sur un livre spécial les remarques qui leur paraissent dignes d'intérêt.

Lorsque les aliénés indigents d'un bourg sont admis, conformément à un contrat, dans un asile de comté, deux membres du comité de visite dudit bourg examinent leurs malades une fois au moins tous les six mois ; ils peuvent se faire accompagner d'un médecin étranger à l'asile. Chaque rapport, classé dans les archives du conseil du bourg, est communiqué aux commissaires.

Le comité de visite d'un asile doit produire annuellement devant chacune des autorités locales dont il dépend, soit à la réunion trimestrielle de novembre, soit à une autre époque spécialement désignée, un rapport écrit sur l'état et la condition de l'asile, la manière dont il est dirigé, la conduite des employés et gardiens, les soins donnés aux malades, enfin sur toutes les questions intéressant l'établissement.

Inspection des hôpitaux et maisons autorisées. — Les hôpitaux peuvent en tout temps, de jour ou de nuit, recevoir la visite des commissaires. Les maisons autorisées situées dans la juridiction immédiate du *Board* central sont de plus inspectées six fois l'an ; en dehors du district métropolitain, deux visites annuelles. Pour les hôpitaux, une seule visite obligatoire. Les commissaires confirment les licences concédées ou renouvelées par les juges ; ils constatent les irrégularités sur un registre spécial.

Les visiteurs nommés par les juges ont le droit d'inspecter à l'improviste, de jour ou de nuit, les maisons autorisées de leur circonscription ; ils sont tenus, en outre, à faire annuellement six visites.

Les commissaires et les visiteurs :

« Examinent chaque partie des bâtiments réservés aux aliénés, ainsi que les constructions adjacentes ou détachées. »

« Voient tous les malades, et s'enquièrent si l'un d'eux est soumis au restraint, et pour quelle cause. »

« Lisent les ordres et certificats concernant les nouveaux pensionnaires. »

« Étudient les observations portées sur le registre, et y inscrivent un exposé des résultats de leur inspection. »

Ils s'informent :

« De la célébration du service divin, et de l'effet produit sur les malades. »

« Du classement des aliénés. »

« De la situation des indigents au jour de l'entrée, et du régime auquel ils sont soumis. »

« Des sommes payées au directeur pour chaque malade confié à ses soins. »

Le directeur est tenu de montrer aux commissaires ou visiteurs toutes les parties de l'établissement et tous les malades ; il leur communique :

« Une liste des aliénés (les indigents à part), les hommes séparés des femmes, et les cas susceptibles de guérison spécifiés avec soin. »

« Les divers livres et registres. »

« Les ordres et certificats des nouveaux pensionnaires. »

« La licence (pour les maisons autorisées). »

« Sur toute réquisition, les pièces, documents et papiers se rapportant à n'importe quel malade, et quelle que soit l'époque de l'admission. »

Lorsqu'un commissaire inspecte une maison autorisée par les juges, il examine attentivement l'état mental de tout individu dont la détention ne semblerait pas justifiée, et mentionne son opinion sur le registre des malades ; le directeur avise dans les deux jours le clerc du comité de visite qui en réfère aux visiteurs ; ceux-ci procèdent à une enquête immédiate.

Inspection des single patients. — Toute maison non pourvue de licence où se trouve détenu comme aliéné un *single patient*, reçoit au moins une fois par an, la visite d'un ou plusieurs commissaires. De plus tout membre du *Board*, sur requête de deux de ses collègues (il peut être l'un des demandeurs), a le droit de se rendre, à toute heure raisonnable, auprès d'un *single patient;* il adresse, soit aux commissaires, soit au Lord Chancelier, un rapport sur l'état intellectuel et physique du malade, le traitement suivi, et indique le montant de la pension.

Les visiteurs nommés pour les bourgs et comtés ont, sur requête écrite des commissaires, des pouvoirs semblables à l'égard de tout *single patient* détenu dans une maison non autorisée de leur circonscription. Ils visent et signent le journal médical.

Inspection des aliénés indigents. — Les indigents détenus aux frais d'une union dans un établissement spécial peuvent recevoir la visite, soit d'un médecin désigné par les *guardians*, soit des *guardians* eux-mêmes, à partir de huit heures du matin et jusqu'à six heures du soir, à moins toutefois d'un certificat du médecin de la maison, attestant que cette visite constitue un danger pour le malade. Les raisons invoquées sont enregistrées dans le journal médical.

Tout indigent non séquestré dans un établissement d'aliénés reçoit au moins quatre fois l'an la visite du médecin de l'union, du district, ou du *workhouse*, suivant les circonstances.

Un indigent ayant été confié par le comité de visite, moyennant indemnité, à un parent ou ami, le médecin de l'union ou du district adresse audit comité, dans les trois jours qui suivent l'inspection trimestrielle, un rapport sur les soins délivrés à l'aliéné, et sur la convenance de le maintenir en dehors de l'asile ; il reçoit 2 s. 6 d. par visite et par rapport.

Un ou plusieurs commissaires inspectent les *workhouses* qui contiennent des aliénés et en avisent le *Local Government Board.*

Visites spéciales. — Lorsque la situation d'un aliéné détenu dans un établissement spécial ou un *workhouse* paraît exiger une investigation immédiate, les commissaires peuvent déléguer leurs pouvoirs à toute personne compétente.

De même le Lord Chancelier peut, à n'importe quel moment, par ordre écrit de sa main et adressé soit aux commissaires, soit à toute autre personne, prescrire une enquête et un rapport.

S'il arrive à la connaissance des commissaires qu'un malade est séquestré sans ordre ni certificats, soit chez une personne n'en tirant aucun profit, soit dans un établissement de charité non destiné aux aliénés, ils requièrent celui qui détient le malade, ou le superintendant de l'établissement, de leur adresser un ou plusieurs rapports périodiques, à telle époque fixée, décrivant l'état mental et physique de l'aliéné, et donnant des renseignements exacts sur sa fortune. Ils peuvent également procéder à un examen personnel. Le Lord Chancelier, avisé, prend les mesures nécessaires.

Restrictions à la concession de nouvelles licences. — Lorsqu'une maison autorisée à recevoir des aliénés a été bien dirigée à tous les points de vue, les commissaires ou les juges peuvent renouveler la licence, soit aux mêmes personnes, soit à l'une d'entre elles, soit à leurs successeurs. Si les possesseurs d'une licence avaient conclu, avant le 26 août 1889, des conventions pour l'ouverture d'une nouvelle maison en remplacement de la maison existante, les commissaires ou les juges, pleinement convaincus que l'établissement précédent a été bien dirigé sous tous les rapports, et que le nouveau remplira exactement le même but, accordent l'autorisation demandée.

De même, toutes les fois qu'il leur est démontré qu'une nouvelle maison peut se substituer à une ancienne, ils concèdent la licence sous les mêmes conditions et restrictions. Dans le cas d'associés désirant agir désormais séparément, ils accordent à chacun une licence pour un certain nombre de malades; on ne saurait toutefois excéder le total permis précédemment à l'association.

Quand la licence appartient à un médecin employé par le propriétaire de la maison, elle peut être renouvelée soit à la même personne, tant qu'elle reste à la tête de la maison, soit au propriétaire, soit à tout autre médecin qui prendrait la direction.

Hormis les cas mentionnés, aucune autorisation pour recevoir des aliénés ne sera dorénavant accordée ; et aucune maison existante ne pourra admettre plus de malades que ne comportent les termes de sa licence.

Les places situées dans la juridiction immédiate des commissaires sont : les cités de Londres et de Westminster, les comtés de Londres et de Middlesex, le bourg de Southwark et les paroisses et places suivantes : Barnes, Kew Green, Mortlake, Merton, Mitcham et Wimbledon dans le comté de Surrey; Southend dans le comté de Kent ; East Ham, Leyton, Leytonstone,

Low Leyton, Plaistow, West Ham et Walthamstow dans le comté d'Essex, et tout autre lieu situé dans les sept milles de toute partie des cités de Londres et de Westminster, ou du bourg de Southwark. Partout ailleurs la concession des licences appartient aux juges des bourgs ou comtés.

Réunion des juges pour la concession des licences. — Les juges se réunissent, pour distribuer les licences, en séances spéciales, à l'époque des sessions trimestrielles des bourgs.

Conditions requises. — Avant la concession par les juges d'une licence nouvelle, les commissaires visitent l'établissement et s'assurent qu'il est propre à recevoir des aliénés.

Le ou l'un des possesseurs d'une licence doit résider dans la maison.

Dans le cas d'une licence commune à plusieurs personnes, si l'une d'elles vient à mourir, et que l'un des survivants se fixe dans la maison, ou s'engage, par écrit, dans les dix jours du décès, à y établir sa résidence, la licence reste en vigueur.

Une maison autorisée ne peut subir ni agrandissement, ni modifications d'aucune sorte, sans le consentement préalable et écrit des commissaires, et de deux visiteurs si elle se trouve dans leur juridiction.

Le clerc de paix qui dans les huit jours d'une concession donnée par les juges, n'en avise pas les commissaires, devient passible d'une amende n'excédant pas quarante schellings.

Toute licence, nouvelle ou renouvelée, est soumise à un droit de timbre de dix schellings ; on verse de plus entre les mains du secrétaire des commissaires, ou du clerc de paix, suivant l'origine de la licence, une somme de 10 s. par malade non indigent, et de 2 s. 6 d. par indigent. Si le total ne se monte pas à 15 livres, on ajoute la différence. Quand la licence n'est valable que pour une période inférieure à treize mois, les frais peuvent se réduire, mais ne sauraient néanmoins arriver au-dessous de 5 livres.

En cas de décès survenu avant l'expiration de l'autorisation, de maladie, ou autres circonstances mettant le possesseur de la licence dans l'impossibilité de garder la maison, les commissaires ou trois juges transfèrent ladite licence pour le temps qui reste à courir, avec ses privilèges et ses obligations. Quand l'ordre de transfert émane des juges, le clerc de paix du bourg ou comté en adresse, dans les trois jours, copie aux commissaires, sous peine, pour chaque jour de retard, d'une amende de quarante schellings au maximum. Hors le cas de force majeure, avis de tout transfert est envoyé huit jours à l'avance aux personnes qui ont demandé l'internement (pour les *private patients*), ou fait le dernier paiement, ainsi qu'à l'autorité chargée de l'entretien des malades indigents.

Si le directeur admet plus d'aliénés que ne le comporte l'autorisation, ou ne se soumet pas aux prescriptions de la licence, il devient, pour chaque faute, passible d'une amende de cinquante livres.

Le Lord Chancelier peut, sur la requête des commissaires ou de la majorité des juges d'un bourg ou comté, révoquer une licence, ou en prohiber le renouvellement. La licence supprimée prend fin à une date fixée par l'acte de révocation, et ne pouvant excéder deux mois à partir de la publication dans le *London Gazette;* auparavant avis est donné au directeur de la maison.

Le clerc de paix verse aux fonds du comté ou bourg toutes les sommes perçues pour les licences. Les comptes sont arrêtés chaque année au 31 mars et signés par deux visiteurs.

Les commissaires, avec la sanction d'un secrétaire d'État, établissent des règlements pour les maisons autorisées ; les directeurs doivent s'y conformer.

Dans chaque maison, on affiche en place bien visible, une copie du plan présenté aux commissaires ou aux juges avec la demande d'autorisation.

Médecins résidents et visites médicales. — Toute maison autorisée pour cent malades ou davantage, doit posséder un médecin directeur résident; au-dessous de cent, mais au-dessus de cinquante, visite médicale quotidienne ; au-dessous de cinquante, deux visites par semaine. Si la maison ne reçoit pas plus de onze malades, le nombre de visites peut être diminué.

Pensionnaires volontaires. — Le directeur d'une maison autorisée peut, avec le consentement préalable et écrit de deux commissaires ou juges, recevoir comme pensionnaire toute personne désireuse de se soumettre à un traitement. Chaque pensionnaire volontaire est présenté, s'il en fait la demande, aux commissaires et visiteurs ; il peut quitter l'établissement en donnant au directeur avis écrit de son intention vingt-quatre heures à l'avance. Si le directeur refuse la sortie, il encourt une amende de dix livres par jour ou portion de jour de détention supplémentaire.

Hôpitaux. — Les hôpitaux qui prennent des aliénés doivent avoir un médecin résident.

Les commissaires, sur le reçu d'une demande d'enregistrement, chargent un des leurs de visiter l'établissement ; le rapport est-il favorable, ils en avisent un secrétaire d'État qui décide en dernier ressort. Ils délivrent alors un certificat d'enregistrement provisoire, valable pour six mois. Dans les trois mois qui suivent, le comité directeur de l'hôpital soumet un règlement au secrétaire d'État ; s'il est approuvé, les commissaires délivrent le certificat d'enregistrement définitif et déterminent le nombre de malades à recevoir. Les bâtiments non portés sur les plans présentés ne peuvent servir aux aliénés.

Le comité directeur accorde aux employés ou gardiens devenus impotents par suite de maladie, vieillesse ou infirmités, âgés de cinquante ans au moins et ayant demeuré quinze ans au moins dans l'établissement, une pension de retraite ne dépassant pas les deux tiers de leur traitement.

Autorités locales. — Sous le nom d'autorités locales, on désigne les conseils des comtés et bourgs de comté et de chacun des bourgs suivants :

Barnstaple.	Newark.
Bedford.	Newbury.
Berwick on Tweed.	New Castle-under Lyme.
Bridgwater.	New Sarum.
Bury St-Edmunds.	New Windsor.
Cambridge.	Penzance.
Colchester.	Poole.
Doncaster.	Rochester.
Grantham.	Scarborough.
Gravesend.	Shrewsberry.
Guildford.	Tiverton.
Hereford.	Warwick.
Kings Lynn.	Wenlock.
London (City of).	Winchester.

Chaque autorité locale pourvoit à l'établissement et à l'entretien des maisons destinées aux aliénés indigents ; elle fait reconstruire ou agrandir les asiles insuffisants, et a le droit de conclure des conventions d'union pour asiles de district. Ces conventions reposent sur les bases suivantes :

Conventions d'union. — « Les visiteurs sont choisis par les parties contractantes. »

« Chacune d'elles supporte proportionnellement les dépenses. »

Le clerc de l'autorité locale dont la sphère administrative englobe l'asile, conserve dans les archives l'original de toute convention d'union. Il en fait tirer des copies qu'il adresse dans les vingt jours aux commissaires et à chacune des parties contractantes.

L'union se dissout à la suite d'un vote de la majorité des membres du comité de visite, spécialement réunis à cet effet, avec l'approbation d'un secrétaire d'État.

Un comité de visite (pour la circonstance *contracting committee*) peut passer un contrat avec le directeur d'une maison autorisée, ou avec un autre comité (*receiving committee*) pour la réception d'aliénés indigents ou la cession de tout ou partie de l'établissement. Un tel contrat (*reception contract*), valable pour cinq ans au plus, est néanmoins renouvelable ; il nécessite l'assentiment d'un secrétaire d'État.

Le comité de visite d'un asile fixe les conditions d'admission des *private patients ;* sur le prix de pension, il consacre les sommes indispensables, à l'entretien des malades, aux constructions et réparations urgentes, et verse le surplus au fonds du comté ou du bourg.

Dans les douze mois qui suivent l'achèvement d'un asile, le comité de visite soumet à un secrétaire d'État les règles générales d'administration ; il détermine le nombre des employés et gardiens, leurs devoirs respectifs, et le montant de leur traitement. On n'accepte pas les malades atteints d'affections contagieuses ou infectieuses, ou venant de contrées où elles règnent.

Dans chaque asile, le comité de visite désigne :

Un chapelain, prêtre ordonné, et autorisé par l'évêque du diocèse ;

Un médecin résident ;

Un ou plusieurs superintendants ;

Un clerc ;

Un trésorier ;

Des employés et gardiens en nombre suffisant.

Il peut également nommer un médecin visitant, et fixe les salaires, gages et rémunérations.

Le chapelain célèbre les dimanches, le jour de Noël et le Vendredi Saint, le service divin conformément au rite de l'Église d'Angleterre. Les malades appartenant à une confession différente reçoivent, sur leur demande ou celle de leurs amis, la visite d'un ministre de leur culte.

Le clerc de l'asile envoie avant le 30 septembre au *Local Govern-*

ment Board et aux commissaires un extrait des gains et dépenses de l'année précédente, arrêtés au 31 mars. Copie de cet extrait, avec pièces justificatives, est produit devant le Parlement.

Entretien des aliénés indigents. — Les comités de visite votent une somme hebdomadaire, ne dépassant pas quatorze schellings, pour l'entretien de chaque aliéné indigent. Cette allocation suffit généralement, non seulement pour défrayer les dépenses nécessaires, mais encore pour subvenir au salaire des employés et gardiens ; dans le cas contraire, l'autorité locale dont dépend l'asile accorde, par un ordre direct signé de son clerc et publié dans un journal de la localité, le surplus jugé indispensable. Quand un comité de visite a sous sa direction plusieurs établissements, il fixe une somme uniforme pour l'entretien des aliénés ; le surplus pour un asile sert à combler le déficit d'un autre.

Indemnités médicales. — Le magistrat qui a commis un médecin pour examiner un individu aliéné ou présumé tel, adresse aux *guardians* de l'union un ordre en paiement de l'indemnité ; ceux-ci, pour rentrer dans les sommes déboursées, ont un recours contre le malade ou les personnes qui répondent pour lui.

Pénalités. — Toute personne qui, en dehors des dispositions de la loi, reçoit ou séquestre un aliéné, en prend charge moyennant paiement, l'accepte comme pensionnaire volontaire, ou le détient dans une maison non autorisée, est coupable d'un délit ; dans le dernier cas, elle encourt de plus une amende n'excédant pas cinquante livres.

Le directeur d'un hôpital ou d'une maison autorisée, ou la personne chargée de la garde d'un *single patient*, qui néglige d'envoyer aux commissaires les avis et pièces réglementaires à l'occasion des entrées, sorties, transferts ou décès, se rend également coupable d'un délit ; et s'il s'agit d'un *single patient*, il s'expose à une amende de cinquante livres au maximum.

On considère aussi comme actes déclitueux : les inexactitudes volontaires portant sur un fait matériel dans les pièces nécessaires à l'admission, les fausses inscriptions sur les registres, l'omission en temps voulu d'une communication au coroner, le défaut d'envoi aux commissaires des documents requis. Toute obstruction aux pouvoirs des commissaires ou des visiteurs de la Chancellerie est punie d'une amende ne dépassant pas cinquante livres. Celui qui met volontairement obstacle au libre exercice des fonctions d'une personne déléguée par le Lord Chancelier ou un secrétaire d'État pour examiner un aliéné, inspecter une maison, prison ou autre place où se trouve détenu un malade, ou qui s'oppose à une enquête ordonnée par les commissaires, encourt une amende de vingt livres au plus. Les mauvais traitements à l'égard des malades entraînent l'amende et la prison. Pour tout employé qui favorise l'évasion d'un aliéné, amende variable de deux à vingt livres. Pour abus d'une malade, emprisonnement ne dépassant pas deux ans, avec ou sans *hard labour*.

Les poursuites sont entreprises :

Par le secrétaire des commissaires, sur leur ordre, pour tout délit;

Par le clerc des visiteurs d'une maison autorisée, pour les délits commis dans l'étendue de la circonscription ;

Par le clerc du comité de visite d'un asile pour les délits commis par une personne employée dans l'établissement.

Tout procès intenté par une personne qui a été séquestrée doit commencer dans les douze mois de la mise en liberté, et les débats ne peuvent avoir lieu que dans le comté ou bourg où les faits se sont produits.

Telle est, dans ses grandes lignes, la nouvelle législation anglaise sur les aliénés ; nous allons maintenant, en quelques pages, résumer ses principales dispositions.

EXPOSÉ SOMMAIRE DE LA LÉGISLATION ANGLAISE SUR LES ALIÉNÉS

Nous avons vu que les aliénés en Angleterre et dans le pays de Galles, se répartissent en trois grandes classes : les malades soignés à leurs propres frais, ou *private patients ;* les indigents entretenus sur les deniers publics, les aliénés criminels commis à la garde de l'État.

Parmi les *private patients*, les uns, déclarés aliénés après enquête, se trouvent placés sous la tutelle du Lord Chancelier (*Chancery Lunatics*) ; les autres sont internés dans un asile public ou privé, ou maintenus comme *single patients* dans des maisons particulières non autorisées.

Chancery Lunatics. — Pour les *Chancery Lunatics*, l'enquête se fait devant le jury, les *Masters*, ou la Haute Cour. Elle se borne à préciser si le malade est atteint de folie, hors d'état de se conduire et de s'occuper de ses affaires ; on ne tient compte ni des actes ni des paroles remontant à plus de deux ans. La personne déclarée ainsi aliénée est reçue dans un établissement spécial ou placée comme *single patient*, sur un ordre signé de son conseil ou d'un *Master*.

Inspection bisannuelle par un des visiteurs de la Chancellerie ; pour les malades détenus dans une maison particulière, quatre visites les deux premières années qui suivent l'enquête. Rapports détaillés au Lord Chancelier.

Aliénés non déclarés tels après enquête. — Les aliénés non déclarés tels après enquête ne peuvent être admis dans un établissement spécial que sur un ordre émanant de l'autorité judiciaire. Cet ordre s'accorde sur demande privée, appuyée d'une déclaration et de deux certificats médicaux. Les médecins ont examiné séparément le malade dans les huit jours précédant la présentation de la demande.

Lorsque l'intérêt du malade ou la sécurité publique exigent un placement immédiat, la seule pièce indispensable consiste en un ordre d'urgence accompagné d'un certificat médical. Cet ordre, essentiellement provisoire, qui porte la signature d'un parent du malade, ne reste en force que pour huit jours. Un internement prolongé exige les formalités habituelles.

S'il arrive à la connaissance des autorités qu'un individu donnant des signes de folie, erre en liberté, se trouve insuffisamment surveillé par les siens, ou subit un traitement inhumain, le magistrat de la circonscription, après une enquête approfondie et un double examen médical, délivre un ordre sommaire d'admission.

Aliénés indigents. — Tout indigent aliéné est conduit devant un juge qui, sur un certificat médical, décerne l'ordre d'internement.

Les commissaires peuvent prescrire le transfert à l'asile d'un indigent du *workhouse ;* de même, s'ils apprennent qu'un indigent, non habitant du *workhouse*, donne des signes de folie, ils se rendent auprès de lui, et sur l'avis d'un médecin qui délivre un certificat, ils prescrivent la séquestration dans un asile.

Aliénés criminels. — Sur déclaration du jury que le prévenu ne jouissait pas de ses facultés mentales à l'époque de l'acte délictueux, la Cour ordonne son internement comme aliéné criminel.

Lorsque deux membres du comité de visite d'une prison constatent qu'un détenu (ne se trouvant pas sous le coup d'une sentance capitale) présente des symptômes de folie, ils provoquent une consultation de deux médecins ; l'examen, l'enquête et le diagnostic sont établis par écrit. S'il s'agit d'un condamné à mort, on avise un secrétaire d'Etat ; deux médecins désignés immédiatement dressent un rapport détaillé. Dans tous les cas, le transfert à l'asile se fait sur un ordre du secrétaire d'Etat.

Pensionnaires volontaires. — Les malades peuvent se placer volontairement dans un établissement spécial pour y subir un traitement.

Établissements pour les aliénés. — Les établissements destinés à recevoir les aliénés sont les asiles, les maisons autorisées, les hôpitaux enregistrés, et dans certains cas les *workhouses*.

Inspection des aliénés. — L'inspection est confiée aux commissaires en aliénation, aux visiteurs de la Chancellerie et aux visiteurs des maisons autorisées.

MODÈLE DE DIFFÉRENTES PIÈCES RELATIVES AUX ALIÉNÉS

Demande d'internement.

Au sujet de A. B., présumé aliéné.

A , juge de paix, pour

A son Honneur le juge de la Cour du comté de

ou

A , magistrat pour

Demande de C. D. de (1), dans le comté de

1. Je suis âgé de (2)

2. Je désire obtenir un ordre pour l'admission de A. B. comme aliéné (3) dans l'asile (hôpital ou maison autorisée) de situé à (4).

3. J'ai vu le dit A. B. à le (5) jour de

4. Je suis le (6) dudit A. B. (si le demandeur n'est ni parent ni allié, le constater ainsi qu'il suit :

Je ne suis ni parent ni allié dudit A. B. ; les raisons s'opposant à ce que la demande soit présentée par un proche ou un allié sont les suivantes. Les circonstances en vertu desquelles la demande est présentée par moi sont les suivantes).

5. Je ne suis ni parent ni allié d'une des personnes signataires des certificats qui accompagnent la demande, en tant que (si le demandeur est un homme) : mari, père, beau-père, fils, gendre, frère, beau-frère, associé ou assistant (ou si la requête vient d'une femme) : femme, mère, belle-mère, fille, belle-fille, sœur, belle-sœur, associée.

6. Je m'engage à visiter en personne ledit A. B. ou à déléguer spécialement quelqu'un à cet effet une fois au moins tous les six mois, tant qu'il sera détenu et traité en vertu de l'ordre dont cette demande fait l'objet.

7. Une déclaration des circonstances particulières concernant A. B. est jointe à la présente requête.

Si c'est le cas, ajouter :

Ledit A. B. a été reçu dans l'asile, hôpital ou maison de sur un ordre d'urgence en date de . Le demandeur prie qu'un ordre d'internement soit décerné conformément à ce qui précède.

(1) Adresse, rang, profession ou occupation.

(2) Au moins 21 ans.

(3) Ou idiot ou privé de la raison.

(4) Nom et situation de l'asile, hôpital ou maison autorisée ; ou bien nom, adresse, et description de la personne qui se charge du malade comme single patient.

(5) Dans les 15 jours avant la date de la présentation de la demande.

(6) Degré de parenté ou relations qui unissent au malade.

Déclaration jointe à la demande d'internement.

Ce qui suit est une constatation des circonstances particulières concernant le nommé A. B.

Nom et prénoms :

Sexe et âge :

† Marié, célibataire ou veuf :

† Rang, profession ou occupation précédente :

† Confession religieuse :

Résidence actuelle ou immédiate :

† Époque de la première attaque :

Age au moment de la première attaque :

A quelle date et en quel lieu le malade a déjà reçu soins et traitement, comme aliéné, idiot ou privé de la raison :

† Durée de l'attaque actuelle :

Cause supposée :

Si le sujet est épileptique :

S'il a des idées de suicide :

S'il est dangereux pour les autres et de quelle manière :

Si l'un des proches parents a été atteint d'aliénation :

Noms de famille et de baptême, et adresse d'un ou plusieurs parents du malade :

Nom et adresse d'une personne à qui donner avis du décès ;

Nom et adresse du médecin habituel du malade :

(*Signature.*)

Si le demandeur ou le signataire d'un ordre d'urgence n'est pas en même temps signataire de la déclaration, ajouter les détails suivants concernant ce dernier :

Nom et prénoms :

Rang, profession ou occupation :

Degré de parenté ou de relations avec le malade.

Si l'on ne connaît aucune particularité, signaler le fait. Lorsque le malade, dans la demande ou l'ordre est déclaré comme idiot, omettre les particularités précédées de †.

Certificat médical.

Dans le cas de A. B. de (1) dans le comté (2) de (3) présumé aliéné.

Je soussigné C. D. certifie ce qui suit:

1. Mes titres sont enregistrés conformément à l'Act de 1858, et j'exerce actuellement la profession médicale.

2. Le jour de 18 , à (4) dans le comté (5) de j'ai examiné personnellement et en particulier ledit A. B.; j'ai conclu qu'il est aliéné, et que son état nécessite séquestration, soins et traitement.

3. Je fonde ces conclusions sur les bases suivantes:

   a. Faits observés par moi-même lors de l'examen:

   b. Faits communiqués (6):

(Si un certificat d'urgence est requis, l'ajouter à cette place.)

4. Ledit A. B. me paraît être (ou ne pas être) en état de santé physique permettant le transfert à l'asile, hôpital ou maison autorisée.

5. Je délivre ce certificat après avoir lu au préalable le paragraphe inséré plus bas de l'Act sur les aliénés.

EXTRAIT DE LA SECTION 317 DU LUNACY ACT, 1890.

Toute personne qui commet une erreur volontaire, soit dans un certificat médical, soit dans une déclaration ou rapport sur un aliéné, est coupable d'un délit.

CERTIFICAT ACCOMPAGNANT UN ORDRE D'URGENCE

Je certifie qu'il est nécessaire, dans l'intérêt de A. B. (ou dans l'intérêt public) que ledit A. B. soit de suite séquestré et soigné.

Je base cette opinion sur les raisons suivantes:

(1) Indiquer la résidence du malade.
(2) Cité ou bourg.
(3) Indiquer la profession ou occupation.
(4) Indiquer le lieu exact, le nom de la rue, le numéro ou le nom de la maison.
(5) Cité ou bourg.
(6) Nom et adresse des personnes qui ont fourni les renseignements.

Ordre d'admission d'un private patient.

Je, soussigné, juge pour spécialement nommé conformément à la loi sur les aliénés de 1890 (ou juge de la Cour du comté de ou magistrat pour), sur la demande de C. D., de (1) au sujet de A. B., aliéné (2), appuyée par les certificats médicaux de G. H. et de I. J., ci-joints, et sur l'engagement dudit C. D. de visiter A. B., en personne ou par procuration spéciale une fois au moins tous les six mois tant que le présent ordre restera en vigueur, vous autorise à recevoir ledit A. B. comme malade dans votre asile (3). Et je déclare que j'ai vu en personne ledit A. B. avant de décerner cet ordre.

Date :

Signature :

Au (4)

(1). Adresse et description.

(2) Ou idiot, ou privé de la raison.

(3) Ou hôpital, ou maison, ou en qualité de single patient.

(4) Superintendant médical de l'asile, ou de l'hôpital, ou au résident autorisé de la maison où le malade doit être placé.

Ordre d'admission d'urgence d'un private patient.

Je, soussigné, âgé de 21 ans, vous autorise à recevoir comme malade dans votre maison (1) A. B., atteint d'aliénation (2) ; je l'ai vu à le (3) jour de 18 . Je ne suis ni parent du signataire du certificat qui accompagne le présent ordre, ni lié à lui d'aucune des manières signalées en marge (4). Ci-joint une déclaration concernant ledit A. B.

Signature : Nom et prénoms :
Rang, profession ou occupations :
Adresse :
Degré de parenté ou liens unissant au malade. Si la personne qui signe n'est ni le mari, ni la femme, ni un parent, constater aussi brièvement que possible : 1. Pourquoi la pièce ne porte la signature d'aucune des personnes susdites. — 2. Les liens qui unissent le signataire au malade, et les circonstances qui l'ont amené à délivrer cet ordre.

Daté le jour de 18
A superintendant de l'asile de ou de l'hôpital de , ou résident autorisé de la maison de .

(1) Ou hôpital, ou asile, ou en qualité de single patient.
(2) Ou d'idiotie ou privé de la raison.
(3) Dans les quinze jours avant la date de l'ordre.
(4) Mari, femme, père, beau-père, mère, belle-mère, fils, gendre, fille, belle-fille, frère, beau-frère, sœur, belle-sœur, associé ou assistant.

Ordre d'admission d'un aliéné indigent ou d'un malade errant en liberté.

Après avoir, avec le concours de E. F. de médecin, constaté que A. B. (description du malade) est un indigent assisté (ou propre à être assisté), qu'il est aliéné, et que son état nécessite internement, soins et traitement :

Ou que A. B. (description) est un aliéné errant en liberté, et que son état nécessite internement, soins et traitement ; je vous requiers de recevoir ledit A. B. dans votre asile (hôpital ou maison). Ci-joint une déclaration (signée par le relieving officer ou un overseer).

Signé : C. D.

Juge de paix pour

Date :

Le jour de 18

Au superintendant de l'asile de comté (ou de bourg) de (ou l'hôpital d'aliénés de ou à E. F., propriétaire de la maison autorisée de).

Certificat concernant un indigent du workhouse.

Je, soussigné, médecin du workhouse de , de l'union de , certifie qu'après un examen attentif de l'état mental et physique de A. B., indigent demeurant au workhouse, mon opinion est que ledit A. B. est aliéné ; il peut être maintenu au workhouse, dont l'organisation suffit pour un traitement approprié en dehors des autres pensionnaires (ou l'état du malade n'exige pas la séparation).

Je fonde mon opinion sur les bases suivantes :

Date :

Signature :

Ordre de détention d'un indigent du workhouse.

Je, soussigné, juge de paix de , après m'être assuré que A. B., indigent du workhouse de , de l'union de , est aliéné et propre à être détenu, soigné et traité au workhouse; après avoir constaté que cet établissement présente une appropriation suffisante pour que le malade reste séparé des autres pensionnaires (ou que son état ne nécessite pas de séparation), vous autorise à vous en charger, et si le médecin le déclare indispensable, à le détenir dans votre maison. Ci-joint une déclaration (signée par le relieving officer.)

Signé: C. D.

Juge de paix de

Date :

Au Master du Workhouse
de , de l'union de

Avis de l'admission.

Date de l'ordre d'admission, le jour de 18

Je vous préviens que A. B. a été reçu à l'asile (ou hôpital ou maison) comme private patient (ou indigent) (ou dans la maison de , située à , comme single patient), le jour de , et je vous transmets copie de l'ordre d'admission et des (ou du) certificats médicaux, de la demande et de la déclaration.

Il sera envoyé (ou ci-joint) une constatation médicale de l'état mental et physique du malade.

Constatation médicale.

J'ai aujourd'hui (pas moins de deux jours pleins après l'admission) vu et examiné malade mentionné dans l'avis d'admission daté du jour de et certifie qu'au point de vue mental et physique, il présente (décrire son état).

Rapport sur un private patient.

A envoyer à l'expiration du mois de l'admission.

J'ai aujourd'hui vu et examiné reçu ici le jour de 18 , et certifie qu'au point de vue mental et physique, il présente les symptômes suivants.

Aux Commissaires en aliénation.

Certificat concernant un examen personnel après admission.

Je certifie qu'il serait préjudiciable à A. B. soit d'être conduit devant un juge de paix, juge de cour de comté, ou magistrat, soit d'être visité par lui.

Signé : C. D.

Superintendant médical de l'asile ou hôpital de , ou médecin résident ou consultant de l'établissement ou médecin traitant dudit A. B.

Avis du droit à un examen personnel.

Sachez que vous avez le droit, si vous le désirez, soit d'être conduit devant un juge de paix, juge de cour de comté, ou magistrat, soit d'en recevoir la visite. Si vous avez l'intention d'exercer ce droit, vous m'en donnerez avis en signant la pièce ci-jointe le ou avant le jour de .

Date :

Signé : C. D.

Superintendant de l'asile ou hôpital de ou résident autorisé de (suivant le cas).

Avis du désir d'un examen personnel.

Adresse. *Date.*

Je désire, soit être conduit devant un juge de paix, juge de cour de comté, ou magistrat exerçant sa juridiction dans le district où je suis détenu, soit être visité par lui.

Signature :

Avis de transfert.

Je vous préviens que , private patient (ou indigent), entré dans cet asile (ou hôpital, ou maison autorisée) le jour de a été le jour de transféré à , amélioré (ou non), par l'autorité de

Avis de sortie.

Je vous préviens que , private patient (ou indigent), entré dans cet asile (hôpital ou maison autorisée) le jour de a été mis en liberté, guéri (amélioré ou pas) le jour de par les soins de l'autorité de

Avis d'évasion.

Je vous préviens que , private patient (ou indigent), entré dans cet asile (hôpital, ou maison autorisée) le jour de , s'est évadé le jour de

Son état mental était

Les circonstances de l'évasion sont les suivantes :

Avis d'arrestation de l'évadé.

Je vous préviens que , private patient (ou indigent), entré dans cet asile (hôpital, ou maisson autorisée) le jour de , évadé le jour de , a été repris le jour de , dans les circonstances suivantes :

Le malade a été reconduit dans cet établissement avec (ou sans) nouveaux ordre et certificats.

Avis de décès.

Je vous préviens que , private patient (ou indigent) entré dans cet établissement le jour de , y est décédé le jour de

Je certifie que était présent au décès dudit , et que la cause de la mort est

Regist[...]alades.

Date du dernier accès antér.	N° d'ordre d'admission.	Date de l'entrée.	Date de la prolongation de l'ordre d'internement.	NOM et PRÉNOMS	SEXE		AGE	ÉTAT CIVIL			PROFESSION	Lieu de résidence du malade.	Union, comté ou bourg à qui incombe son entretien.	Autorité qui l'a envoyé.	Date des certificats médicaux, et noms des signataires.	[...]RME [...] la [...]ADIE [...]ntale	Cause probable de la folie.	État physique, et en cas de maladie, son nom.	Épilepsie.	Idiotie congénitale.	DURÉE DE L'ACCÈS actuel.			Nombre des accès précédents	Age lors du premier accès.	Date du transfert, de la sortie, du décès.	TRANSFERT ou SORTIE			Décès.	Observations.
					Hommes.	Femmes.		Marié.	Célibataire.	Veuf.											Années.	Mois.	Semaines.				Guérison.	Amélioration.	Pas d'amélioration.		
...	1	1880 Janv. 3.	....	William Johnson	1	...	23	...	1	...	Charpent.	...	....	...	...	[...]ancolie.	.....	.....	...	...	..	4	...	2	17	1881 sept. 7	1	...	...	...	....

S.

7

Registre … aint mécanique.

DATE	NOM DES MALADES		MODE de ESTRAINT	DURÉE du RESTRAINT	Certificat du médecin superintendant, du médecin adjoint, du médecin propriétaire ou du médecin traitant, indiquant les raisons qui ont fait recourir au restraint.
	HOMMES	FEMMES			
....	....	C. S. Burns.	Camisole.	20 heures.	....

Registre des Transfert … ties et Décès.

DATE du transfert, de la sortie, ou du décès.	DATE de la dernière admission.	NUMÉRO du REGISTRE des malades.	NOM ET PRÉNOMS	SEXE		SORTIE						Transfert, à quel asile, hôpital, maison autorisée.				DÉCÈS		CAUSE du DÉCÈS	AGE au moment du décès.		OBSERVATIONS
						…éri		amélior.		Pas amélior.		amélior.		Pas amélior.							
				H.	F.	…	F.	H.	F.	H.	F.	H.	F.	H.	F.	H.	F.		H.	F.	
1881 Sept. 1	1880 Janv. 3	1	William Johnson.	1	....	...	...	...	...	...	...	...	...	...	...	...	...	....	.....	.....	....

Journal médical obligatoire dans les Asiles, les Hôpitaux et les Maisons autorisées.

DATE	NOMBRE des MALADES		Malades actuellement en séclusion ou l'ayant été depuis leur entrée. Durée de la séclusion. Raisons		Malades soumis à un traitement médical. Raisons		Décès, blessures, actes de violence
	H.	F.	H.	F.	H.	F.	
....	....	....	....	....	....	....	....

Journal médical pour les single patients.

DATE	État mental, symptômes d'aliénation. Changement survenu depuis la dernière visite	État physique	Séclusion depuis la dernière visite. Époque et durée	Visites d'amis. Date de la visite. Nom de l'ami	État de la maison, ameublement, literie, nourriture, habill.	Un régime spécial est-il nécessaire ? Raisons	Occupations, exercices, distractions
....	....	....	....	... .	....	....	....

Demande d'un ordre d'enquête.

Au sujet de A. B., présumé aliéné.

Au Très Honorable Lord Grand Chancelier de la Grande Bretagne.

L'humble requête de C. D. de , comté de expose le: faits suivants :

1. A. B., résidant à présente actuellement et depuis an nées des signes de folie; il est incapable de se diriger et de s'occuper d ses affaires.

2. Le demandeur est le père dudit A. B. Il vous prie humblemen de confier aux Masters en aliénation, ou à l'un d'eux, une enquête au s jet de A. B.

Signature légalisée par un Solicitor.

Avis de la demande d'enquête à l'aliéné présumé.

Mr A. B.

Je vous avertis qu'une demande, dont copie ci-jointe, a été adressé par moi au Lord Chancelier, réclamant une enquête dirigée par un de Masters en aliénation, à l'effet d'établir que vous présentez des trouble mentaux, et que vous vous trouvez dans l'incapacité de vous diriger de vous occuper de vos affaires ; vous pouvez, si vous le jugez à propo exiger l'enquête devant jury, et dans ce cas vous devez déposer une not signée de vous et visée par votre Solicitor au bureau des Masters e aliénation, dans les huit jours de la réception du présent avis.

Prestation de serment d'un Master.

Je jure d'exercer avec fidélité, impartialité et probité, et au mieux d mon habileté et de mon savoir, les pouvoirs à moi conférés comme *Ma ter* en aliénation, et cela sans faveur ou préférence, préjudice ou ma veillance.

Prestation de serment d'un Commissaire.

Je jure d'exercer avec discrétion, impartialité et fidélité, tous les po voirs qui me seront conférés comme Commissaire en aliénation, et tenir secrets tous les faits portés à ma connaissance dans l'exercice mes fonctions (excepté lorsque je serai requis de parler par l'autorité l gale, ou sollicité par ma conscience dans l'intérêt des devoirs de n charge).

Prestation de serment du Secrétaire ou des Clercs des Commissaires.

Je jure de m'acquitter fidèlement de tous les mandats et devoirs à moi confiés comme secrétaire (ou clerc) des Commissaires en aliénation, et de tenir secrets tous les faits portés à ma connaissance dans l'exercice de mes fonctions (excepté si je suis requis de parler par l'autorité légale).

Prestation de serment des Assistants du Clerc des visiteurs.

Je jure de tenir fidèlement secrets tous les faits ou matières à moi révélés en raison de mes fonctions comme assistant du Clerc des visiteurs des maisons autorisées, pour le comté ou bourg de ; à moins d'être requis de parler par l'autorité légale.

ÉCOSSE

Depuis une époque reculée, la loi écossaise confiait au prince, père de la patrie, le dépôt et la garde des biens des aliénés.

Au début du XIVe siècle, un édit de Robert I donna aux parents, et à leur défaut au justicier ou shériff du comté, le soin de détenir et surveiller les individus atteints de folie. L'imbécile était remis au plus proche agnat (plus proche parent mâle du côté paternel), et le furieux confié à la couronne qui seule avait le pouvoir de recourir aux fers.

Act de 1585. — Un *Act* passé en 1585, à la suite d'abus dans les nominations de *tutors at law*, enjoignit que cette fonction fut donnée de préférence au plus proche agnat du malade.

Depuis cette époque jusqu'à la fin du XVIIIe siècle, les mêmes règlements et coutumes restèrent en vigueur. En 1792, le Dr Duncan, président du Collège royal des médecins à Édimbourg, proposa à la société l'érection d'un asile d'aliénés dans les environs de cette ville ; mais la souscription, malgré l'appui des collèges des médecins et des chirurgiens, et les contributions des membres de ces deux sociétés, ne réunit pas les fonds nécessaires.

Act de 1806. — Quatorze ans plus tard, en 1806, l'attention des pouvoirs publics se trouvant de nouveau attirée sur le sort des aliénés, un *Act* passa qui affectait à la fondation d'un asile à Édimbourg, une partie des sommes provenant de biens confisqués.

Act de 1815. — En 1815, *Act to regulate mad-houses in*

Scotland autorisant les shériffs à accorder des licences aux personnes désireuses d'établir des asiles ; tout argent perçu de cette façon fit partie du *rogue money* du comté ou *stewartry* et fut employé aux dépenses résultant de l'*Act*. L'inspection des asiles devait avoir lieu deux fois par an ; les inspecteurs étaient élus par le Collège des médecins d'Édimbourg et par la Faculté des médecins et chirurgiens de Glasgow.

Les shériffs, investis de tous les pouvoirs nécessaires pour s'assurer du bien fondé de la détention des aliénés, donnaient, sur certificat médical, les ordres d'admission ; tout médecin signant un certificat sans s'être rendu suffisamment compte de l'état du malade, était passible d'une amende de 50 livres. Les shériffs ou stewarts avaient le droit de mettre en liberté les personnes indûment séquestrées, et de révoquer une licence, sur un rapport conforme de deux inspecteurs. Le shériff était en outre chargé de prendre les dispositions nécessaires pour l'aménagement approprié des asiles, l'*Act* ne s'étendant ni aux hôpitaux ni aux *single patients*. Les amis des malades payaient pour leur entretien une somme annuelle de 2 livres 2 schellings.

Bill de 1818. — Le 3 février 1818, première lecture d'un bill pour l'érection d'asiles de district en Écosse, où seraient séquestrés et soignés les aliénés. Devant les nombreuses pétitions contraires, il ne parvint pas à la seconde lecture.

Act de 1828. — Un nouveau bill, présenté avec plus de succès, reçut la sanction royale le 27 juin 1828. Les frais annuels pour chaque malade, se trouvaient désormais réduits de 2 l. 2 s. à 10 s. 6 d. Dans tout asile, on devait tenir des livres d'entrée et de sortie, et les recours à la coercition étaient soigneusement enregistrés. Pas d'admission sans un ordre du shériff. Pour les maisons destinées à cent malades, nécessité d'un médecin ou chirurgien résident; au-dessous de ce chiffre, à défaut d'un médecin résident, inspection médicale bihebdomadaire. Un registre où serait noté avec soin l'état de santé des aliénés et la situation de la maison, devait être conservé et produit devant les inspecteurs, qui y apposaient leur signature. Les juges de paix, à leur session trimestrielle de la Saint-Michel, chargeaient trois d'entre eux d'inspecter les asiles et maisons privées de leurs comtés, et de consigner leurs observations détaillées dans un rapport. Les ministres du culte avaient également le droit, moyennant le consentement écrit du shériff, de visiter les *mad-houses* de leurs paroisses; si le Keeper s'y opposait, déclarant la visite préjudiciable aux malades, il était tenu d'enregistrer son refus motivé. Un registre hebdomadaire, conservé dans la maison et produit devant les inspecteurs, établissait le nombre des cas curables et incurables, le chiffre exact des recours au restraint, et les raisons invoquées pour son emploi; le tout certifié par le médecin.

Nul ne pouvait se charger d'un *single maniac* (à moins d'être son parent) sans un ordre, et un certificat signé de deux médecins; copie en était transmise dans les cinq jours au shériff du comté, avec une pièce désignant exactement la paroisse où se trouvait la maison, ainsi que le nom de l'occupant. En outre, chaque année, au 1er janvier ou dans les huit jours, le shériff recevait un certificat signé de deux médecins ou chirurgiens, et décrivant l'état du malade; on l'avisait également en cas de transfert ou de décès.

Act de 1841. — En juin 1841, *Act to alter and amend certain Acts regulating mad-houses in Scotland, and to provide for the custody of dangerous lunatics*. Le fait d'envoyer un aliéné dans une *mad-house* non pourvue de licence, était frappé d'une amende de 200 livres, en plus des dépens.

Toute personne reconnue coupable d'avoir reçu des aliénés, sans posséder de licence, pouvait être condamnée à la prison, à défaut d'autre pénalité.

Le shériff avait le droit, à la requête du procureur fiscal, de faire enfermer les aliénés dangereux. Les malades indigents étaient placés dans les hôpitaux publics, et au cas où il n'en existait pas dans le comté, le shériff les envoyait dans un comté voisin. Un registre conservé dans les *mad-houses* portait : les noms des malades ; la date de l'entrée ; le nom de la personne qui avait fait la demande et du médecin signataire du certificat ; les prévisions de curabilité ; la date du transfert ou de la sortie avec la désignation de celui qui les avait autorisés ; la date du décès, la durée de la maladie et la cause de la mort ; la durée des troubles mentaux ; le nom du médecin ; l'époque exacte où il avait été appelé pour la première fois à donner ses soins au malade ; le nombre des visites ; le lieu de sépulture. On notifiait par écrit au shériff les cas de décès.

Commission de 1855. — Le 3 avril 1855, nomination d'une commission — *to inquire into the condition of lunatic asylums in Scotland. and the existing state of the law of that country in reference to lunatics and lunatic asylums.* — Le rapport, déposé en 1857, signalait, outre des abus nombreux, la situation déplorable des asiles et des malades. Il était urgent de construire, pour les aliénés indigents, des asiles de district ou de comté, pouvant en outre recevoir des malades appartenant aux classes laborieuses, mais non absolument indigents.

Régime spécial pour les aliénés criminels. Garanties plus grandes à exiger des maisons autorisées ; concession de nouvelles licences rendue plus difficile ; droit de fermer les maisons existantes pour les indigents, sitôt la création d'asiles publics, ou en cas de mauvaise direction ; règlements pourvoyant à ce que les aliénés indigents non placés dans les asiles fussent visités et soignés, et leur état constaté par des rapports médicaux périodiques. Internement rapide en cas d'urgence. Définition absolue des pouvoirs et devoirs des shériffs vis-à-vis des aliénés.

Règles plus complètes concernant les certificats médicaux, que nulle partie intéressée ne serait autorisée à signer. Fixation du temps pour lequel ce document resterait en vigueur ; de même pour l'ordre du shériff, avant l'admission ou au cas d'évasion. Insertion dans un registre du traitement et du recours au restraint ou à la séclusion. Règlements applicables tant aux maisons autorisées qu'aux établissements pour les indigents recevant des aliénés, et assurant à ceux-ci les soins médicaux et autres, ainsi que : nourriture, vêtements, literie, exercices, récréations, consolations de la religion. Dès le retour à la raison, mise en liberté. Mesures permettant aux personnes conscientes de troubles mentaux de se placer volontairement dans un asile. Surveillance prolongée des cas d'aliénation du fait de l'intoxcication alcoolique ; dispositions spéciales pour la protection et la gestion des biens des malades ; création d'un *Board* investi de l'autorité nécessaire et à qui serait confiée la direction suprême des aliénés en Écosse, avec pouvoir : d'accorder des licences pour fonder des maisons spéciales ; d'ordonner l'entrée, la sortie, ou le transfert des malades des asiles ; de permettre des absences aux convalescents ; de régler le régime des asiles et des maisons autorisées pour les malades indigents, etc., etc. ; rapports au secrétaire d'État du département de l'Intérieur.

Act de 1857. — Un Bill, proposé le 9 juin 1857, fut adopté en août de la même année. *Act for the Regulation of the Care and Treatment of Lunatics, and for the Provision, Maintenance and Regulation of Lunatic Asylums in Scotland.* La nouvelle loi constituait un *General Board of Commissioners in Lunacy* nommé par la Couronne et composé : d'un commissaire non payé qui serait *Chairman* (président), et de deux commissaires payés, leur traitement annuel ne dépassant pas 1,200 livres chacun, à fixer par le Trésor ; la Couronne pouvait nommer d'autres commissaires non payés (leur nombre n'excédant pas le tiers) pour un temps déterminé et combler les vacances. Le *Board* tiendrait chaque année, à Édimbourg, deux réunions générales en mars et en novembre, trois membres formant le quorum ; il aurait le droit de s'ajourner et de tenir des assemblées spéciales. A chaque réunion, le *Chairman* aurait à la fois voix simple et voix prépondérante. Le *Board* pourrait nommer un comité chargé d'exercer tous ses pouvoirs et de lui adresser des rapports.

Les commissaires, en dehors des prescriptions de la loi, ne tireraient ni profit, ni émoluments de leurs travaux, et ne seraient pas personnellement responsables de leurs actes commis de bonne foi ; les commissaires payés consacreraient tout leur temps aux devoirs de leur charge.

L'Act accordait au *Board* la direction suprême de tout ce qui concernait les aliénés, les asiles publics, privés et de district, et toute maison où un aliéné se trouvait détenu par ordre du shériff ; il lui donnait le pouvoir de concéder, refuser, renouveler, transférer, révoquer ou suspendre les licences pour les asiles privés ; d'établir des règlements pour ces asiles et ceux de district, et de leur donner force de loi (ces règlements ayant été soumis au Parlement). Quant aux asiles publics, le *Board* était simplement chargé de régler l'inspection et les visites, et de fixer les dispositions concernant les livres et les minutes, ainsi que les rapports à lui adresser pour les entrées. Il désignait un secrétaire, dont le traitement ne pouvait dépasser 500 livres par an. Le Parlement devait recevoir annuellement un rapport préparé par ledit secrétaire, et indiquant : le nombre d'ordres d'admission pour chaque asile ; le nombre de licences accordées ou transférées ; les noms des superintendants ; le chiffre exact des malades, hommes et femmes, reçus, sortis, passés d'un asile dans un autre, classés comme guéris, améliorés, rebelles au traitement. Le *Board* pouvait nommer un clerc, dont le traitement ne dépasserait pas 150 livres par an. Il établissait les règlements généraux pour l'inspection et la visite de tous les asiles, et les deux commissaires payés étaient tenus de visiter, au moins deux fois l'an, tout asile et maison où se trouverait un aliéné détenu par ordre du shériff, de s'enquérir de la condition des malades, des cas de recours à la coercition ou au restraint ; ils inscrivaient dans le livre des malades de l'asile, l'état de santé général, moral et physique, les cas d'emploi du restraint et la cause de cet emploi, ainsi que toute chose digne d'être notée ; s'informaient de l'organisation de chaque maison, et veillaient à ce que les livres et registres fussent convenablement tenus, et que le nombre fixé de malades ne fût pas dépassé. Les commissaires avaient en outre le droit de faire, à toute heure de jour ou de nuit, les visites ou enquêtes qui leur paraîtraient utiles. Toute prison renfermant ou supposée renfermer un aliéné recevait une fois par an la visite des commissaires ; même inspection pour les maisons d'indigents contenant un aliéné ; les commissaires s'assuraient que les dispositions de la loi étaient observées dans la paroisse, examinaient la nourriture, la distribution des bâtiments, et se rendaient compte de la manière dont on traitait les malades.

Le *Board* ne devait exister que cinq années, à partir du 1er janvier 1858 ; les deux commissaires payés prenaient alors le titre d'inspecteurs généraux des aliénés pour l'Écosse, sous l'autorité d'un des secrétaires d'État, et avec mêmes pouvoirs que le *Board* au point de vue de la visite et de l'inspection des asiles, des maisons, prisons, établissements d'indigents et de toute autre place où serait détenu un aliéné ; on leur adresserait tous les renseignements précédemment envoyés au *Board*, et leur traitement ne dépasserait pas mille livres. Au bout de cinq ans, le secrétaire d'État pourrait les autoriser à établir des règlements généraux, à s'occuper de l'aménagement des aliénés, etc. A dater de ce moment, les shériffs accorderaient les licences sur un certificat des inspecteurs généraux, nulle ne pouvant être concédée sans leur approbation.

Droit pour le shériff de visiter en tout temps, seul ou accompagné d'un médecin, les asiles ou maisons de sa juridiction renfermant des aliénés reçus sur ordre de shériff. Inspection des asiles de comté par trois juges de paix, nommés par leurs collègues aux sessions trimestrielles.

Tous les asiles privés devaient être autorisés par le *Board* et leurs superintendants munis de licences. Les demandes en concession ou transfert de licence, adressées au *Board*, étaient appuyées de pièces indiquant les noms et qualités du demandeur, et d'un plan de l'établissement ; on y indiquait également le nombre d'aliénés de chaque sexe.

Dans une demande de renouvellement de licence, un plan y annexé expliquait tout changement dans la distribution des bâtiments. La licence, accordée pour une période ne dépassant pas treize mois, portait un timbre de 10 schellings ; droit de 10 s. par malade non indigent, et de 2 s. 6 d. par indigent. Pas de concession à moins de 15 livres. Si la licence était donnée pour moins de treize mois, le *Board* pouvait réduire les frais en proportion.

En cas de refus de renouvellement, la licence existante restait en vigueur sans nouveau paiement, pour une période n'excédant pas trois mois.

Si le possesseur d'une licence se trouvait dans l'incapacité de la conserver, désirait abandonner la direction de l'asile, ou venait à mourir, le *Board* concédait le transfert de l'autorisation ; et après le décès de personnes ayant une licence collective, celle-ci restait en vigueur au profit du ou des survivants.

Pour chaque ordre d'admission accordé par le shériff, versement de 5 s. par malade non indigent, et de 2 s. 6 d. par indigent. Les sommes perçues pour les licences et les ordres d'admission servaient à payer les salaires et autres dépenses ; le Trésor soldait le surplus. Nul n'était reçu ou détenu dans un asile public ou de district sans un ordre du shériff, ordre dont la date ne devait pas être antérieure à quinze jours (vingt et un s'il s'agissait du shériff des Orcades et des Shetlands). Le shériff ne délivrait cet ordre que sur demande appuyée de deux certificats médicaux (l'un des médecins pouvant être superintendant ou consultant d'un asile public ou de district).

Le médecin, dans son certificat, spécifiait les faits sur lesquels se basait son opinion, distinguant avec soin les faits observés par lui-même de ceux communiqués par les autres ; cette dernière catégorie n'était pas suffisante pour provoquer l'internement.

Le signataire soit d'un ordre, soit d'un certificat reconnu inexact ou défectueux pouvait y faire des corrections (avec la sanction du *Board*) dans les quinze jours de l'admission.

Le superintendant, après 48 heures et dans les quinze jours de l'entrée, transmettait au *Board* les pièces suivantes : des copies de l'ordre, des certificats médicaux, de la demande, etc. ; un avis d'entrée à l'asile ; un rapport du médecin de l'établissement. De son côté, le clerc du shériff, dans les huit jours de l'émission de l'ordre, envoyait au *Board* une note établissant l'identité du shériff, du malade, du demandeur, des médecins signataires des certificats, et indiquant l'asile. Aucun certificat n'était donné sans un examen personnel et attentif, et nul aliéné ne pouvait être reçu ou détenu dans une maison non autorisée, ou sans l'ordre requis. Le tout sous peine d'amendes variables suivant les circonstances ou les personnes.

La détention d'un *single patient* dans une maison autre que son lieu de résidence ou d'habitation ordinaire, nécessitait un ordre du shériff, et deux certificats.

Tout individu se chargeant d'un *single patient* transmettait au *Board*, dans les huit jours, une copie de l'ordre, des certificats, de la demande, et indiquait la date de l'entrée, la situation de l'établissement, le nom du propriétaire ou occupant, et celui du médecin traitant ; de plus certificat annuel. Une fois tous les quinze jours, inspection d'un médecin qui notait sur un registre la date de sa visite, et l'état tant mental que physique du malade. Ces règles ne s'appliquaient pas à un aliéné envoyé dans une résidence temporaire, sur certificat médical, pour une période ne dépassant pas six mois.

Le *Board* avait droit d'inspection sur toute maison renfermant un aliéné détenu sur ordre d'un shériff, et prescrivait au besoin le transfert dans une autre maison ou dans un asile. Tout établissement autorisé pour plus de cent malades était tenu de posséder un médecin résident ; à défaut de résident, dans le cas d'une maison destinée à moins de cent, mais plus de cinquante malades, visite médicale quotidienne ; bihebdomadaire au-dessous de ce chiffre. Le *Board* pouvait prescrire des inspections plus fréquentes, ne dépassant pourtant pas une par jour, avec droit d'astreindre tout asile autorisé pour plus de cinquante aliénés à posséder un médecin résident. Au-dessous de onze malades, visites à de plus longs intervalles, mais au moins une fois tous les quinze jours. Les ministres de la paroisse, les parents, et en cas d'un indigent, les membres du *Board* paroissial chargé de son entretien, avaient droit de visite ; néanmoins le superintendant et le médecin résident, s'ils le jugeaient à propos, refusaient la permission, ou ne l'accordaient que sous certaines conditions.

Le *Board* recevait les plaintes et décidait en dernier ressort ; une copie de chaque refus (préalablement enregistré) lui parvenait dans les quarante-huit heures.

L'*Act* portait en outre que chaque district en Écosse aurait un *Board* spécial. Le *Board* général chargeait les *Boards* particuliers de poursuivre la création d'asiles de district réservés aux aliénés indigents ; si l'un de ces établissements contenait un nombre de places supérieur aux besoins du district, il ouvrait ses portes aux malades provenant d'autres districts.

La loi s'occupait également des aliénés dangereux et criminels ; tout individu arrêté à la suite de violences ou sévices, ou dont la liberté constituait un péril, pouvait être, sur une demande adressée au shériff et accompagnée d'un certificat, enfermé en lieu sûr, et, après enquête, envoyé dans un asile pour y être détenu et soigné, aux frais de la personne ou de la paroisse à qui la charge en incombait. S'il s'agissait d'un aliéné indigent ayant sa résidence dans un autre comté, le shériff le faisait conduire à son collègue dudit comté, à qui il transmettait la demande.

Lorsqu'une personne accusée d'un acte criminel était reconnue atteinte de folie, la Cour rendait un jugement conforme ordonnant que le malade fût strictement gardé, jusqu'au jour où Sa Majesté aurait fait connaître son bon plaisir. Si l'on constatait qu'un individu poursuivi pour crime ou attentat ne jouissait pas de ses facultés au moment du délit, la Cour rendait un jugement approprié aux déclarations du jury. Quand une personne, détenue en prison sous sentence de mort ou autre condamnation, ou sous le coup de poursuites criminelles ou civiles, paraissait privée de la raison, le shériff, assisté de deux médecins, se livrait à une enquête ; le coupable ayant été reconnu aliéné, le secrétaire d'État rendait un ordre de transfert dans un asile, où il restait séquestré jusqu'au jour où deux médecins certifiaient son retour à la raison ; le secrétaire d'État signait alors, soit un ordre de transfert à la prison, soit la mise en liberté, si la période de servitude pénale était expirée.

Pour la sortie des malades des asiles, la loi exigeait deux certificats médicaux, et l'assentiment du shériff ; avis donné huit jours d'avance à la personne qui avait formulé la demande d'internement.

Toute violence à l'égard d'un aliéné punie d'une amende de 100 livres au plus, ou d'un emprisonnement ne dépassant pas six mois, sans préjudice d'une action en dommages-intérêts.

Bill de 1862. — En 1862, un *Act to make further provisions respecting lunacy in Scotland* recevait la sanction royale le 29 juillet. Le terme aliéné se trouvait étendu et s'appliquait désormais à tout individu certifié par deux médecins comme étant : « un aliéné, une personne insane, un idiot, ou un être à esprit déséquilibré ». Les *poorhouses* pouvaient réserver des quartiers spéciaux au traitement de la folie. Les propriétaires des maisons privées recevaient et détenaient désormais des aliénés, sans avoir à payer de taxe de licence, lorsque le nombre n'en dépassait pas quatre, et moyennant l'autorisation des commissaires. Ceux-ci concédaient des licences, sans frais aucun, aux institutions charitables consacrées aux enfants imbéciles et supportées, en tout ou partie, par les souscriptions particulières ; ils autorisaient les transferts d'asile à asile, sans ordre de shériff. L'*Act* modifiait les dispositions obligeant les *Boards* de district à pourvoir à l'installation de leurs aliénés indigents, soit dans leur propre ressort, soit dans un asile public ou de district; désormais des conventions pouvaient être conclues, sous la sanction des commissaires, pour la réception et la détention des aliénés indigents de tout district, comté ou paroisse, dans un asile public ou privé, de district ou de paroisse, ou dans un hôpital. Lorsqu'un *Board* de district ne faisait pas pour ses indigents les démarches nécessaires, le secrétaire de l'intérieur, avisé par les commissaires, priait la *Court of sessions* de déléguer les pouvoirs de ce *Board* à un mandataire spécial.

Pour le placement dans un asile, le demandeur devait déclarer quels rapports l'unissaient au malade. Un certificat d'urgence restait désormais valable trois jours, au lieu de vingt-quatre heures.

Tout aliéné dangereux pouvait, avec l'autorisation et sous la surveillance du shériff, être confié momentanément à l'inspecteur des pauvres, qui prenait les précautions nécessaires au point de vue de la sûreté.

Il devenait loisible à un malade d'entrer dans un asile comme pensionnaire volontaire.

Act de 1864. — L'*Act* de 1864 maintenait dans leurs fonctions les députés commissaires en aliénation pour l'Écosse, et fixait leur traitement, ainsi que celui du clerc du *Board.*

Act de 1866. — En 1866, *Act to amend the Acts relating to lunacy in Scotland, and to make further provisions for the care and treatment of lunatics.* Toute personne gardant, même sans but de profit, un aliéné dans une maison particulière depuis plus d'une année, devait, si l'état du malade nécessitait un confinement forcé ou le recours au restraint, en référer au *Board*, qui prescrivait une visite et au besoin le transfert dans un asile.

Les lettres des aliénés au *Board*, et les lettres du *Board* aux malades, étaient remises non décachetées. On pouvait s'adresser à la *Court of sessions* pour obtenir une amélioration du traitement d'un aliéné. La mise en liberté des individus enfermés comme dangereux n'avait lieu que sur certificats de deux médecins, approuvés par le Procureur fiscal, et déclarant la sortie sans péril pour le public ou l'aliéné.

Act de 1871. — L'*Act* de 1871, *to amend the law relating to criminal and dangerous lunatics in Scotland* soulageait de son encombrement le quartier d'aliénés de la prison générale de Perth, par le transfert dans les asiles, soit privés, soit de district, des prisonnniers atteints de folie.

Quant aux individus devenus aliénés dans les prisons locales, on les transportait dans un asile, sur un ordre du shériff.

Depuis cette époque, pas de lois importantes pour l'Écosse, qui n'a pas encore été dotée d'un *Consolidated Act*.

SITUATION ACTUELLE DES ALIÉNÉS EN ÉCOSSE.

Admission des aliénés. — Les aliénés, en Écosse, ne sont reçus dans les établissements spéciaux que sur un ordre du shériff, appuyé de deux certificats médicaux ; s'il s'agit d'un malade non indigent, les deux médecins doivent être étrangers à l'établissement, tandis que l'un d'eux peut en dépendre dans le cas d'un indigent. Les admissions d'urgence, valables pour trois jours seulement, s'obtiennent sur un seul certificat ; ce laps de temps suffit pour se procurer un ordre du shériff et un double certificat médical.

Différentes classes d'établissements. — Les établissements destinés aux aliénés se partagent en différents groupes :

1° Asiles royaux.

2° Asiles de district.
3° Asiles privés.
4° Asiles paroissiaux.
5° Quartiers spéciaux des *poorhouses*.
6° Maisons d'éducation pour les enfants imbéciles.
7° Département réservé aux aliénés criminels ou aux prisonniers aliénés dans la Prison générale, à Perth.

Asiles royaux. — Les asiles royaux sont ceux ayant une existence antérieure au *Lunacy Act* de 1857 ; au nombre de sept.

Royal Asylum of Aberdeen.
» » *Dundee.*
» » *Edinburgh.*
» » *Glasgow.*
» » *Montrose.*
Crichton Royal Institution (Dumfries).
Murray's Royal Asylum (Perth).

Les cinq premiers ont été, à l'origine, fondés grâce à des legs, souscriptions et donations ; les sommes nécessaires à l'érection des deux derniers proviennent des bienfaiteurs dont ils portent le nom, Crichton et Murray.

L'asile royal de Montrose, le plus ancien de l'Écosse, fut érigé en 1782, grâce en partie aux efforts de Mistress Carneggie, dame bienfaisante du voisinage. Pendant nombre d'années, il fit l'admiration du pays, et on le montrait avec orgueil, car les aliénés y étaient traités d'une façon bien différente du système employé ailleurs.

L'asile d'Aberdeen date de 1800, celui du Dundee de 1812 ; en 1827, l'asile de Murray s'élevait sur la partie nord-ouest de la pittoresque colline de Kinoull, près de Perth.

L'asile de Glasgow, situé à environ quatre milles de cette ville, à Gartnavel, a remplacé le vieil asile de la cité, converti en *poorhouse*.

L'asile d'Édimbourg se trouve près du village de Morningside, à environ un mille et demi au sud-ouest d'Édimbourg.

Jusqu'à la loi de 1857, les sept asiles royaux recevaient à la fois des indigents et des *private patients*, mais bientôt après la promulgation de l'*Act*, les directeurs de l'asile de Murray décidèrent de réserver uniquement leur établissement aux *private patients;* pareille résolution fut prise l'année suivante par les directeurs de l'asile de Glasgow.

Asiles de district. — Les asiles de district, aujourd'hui au nombre de 12, sont postérieurs à *Lunacy Act* de 1857.

Destinés aux aliénés indigents, ils sont soutenus par les impositions des bourgs et comtés.

Argyll and Bute District Asylum.
Ayr District Asylum.
Baff District Asylum (Ladysbridge).
Elgin District Asylum.
Fife and Kinross District Asylum.
Haddington District Asylum.
Inverness District Asylum.
Kirklands Asylum.
Midlothian and Peebles District Asylum.
Perth District Asylum.
Roxburgh District Asylum.
Stirling District Asylum.

Asiles privés. — Les asiles privés, actuellement au nombre de 5, ne reçoivent que des *private patients.*

Asiles paroissiaux. — Les asiles paroissiaux sont établis grâce aux sommes fournies par la taxe des pauvres dans la paroisse dont ils dépendent ; on en compte six en ce moment.

Quartiers spéciaux des poorhouses. — Des quartiers spéciaux, réservés aux aliénés incurables et non dangereux (comme les asiles paroissiaux) existent dans 16 *poorhouses*.

Maisons d'éducation pour les enfants imbéciles. — Les maisons d'éducation pour les enfants imbéciles, établies à Larbert et à Baldovan, sont des institutions charitables érigées par souscriptions volontaires. En outre des enfants admis à titre gratuit, elles reçoivent des pensionnaires, indigents ou non, aux frais de leurs amis ou de leurs paroisses.

Quartier d'aliénés de la prison générale. — La prison générale, à Perth, renferme un quartier spécial réservé aux prisonniers et convicts aliénés et aux personnes détenues suivant le bon plaisir de Sa Majesté, qui ont été acquittées comme irresponsables au moment du crime, ou sont devenues aliénées au cours du procès.

Aliénés dans des habitations privées. — Enfin, nombre d'aliénés en Écosse, vivent dans des habitations particulières ; tous les malades indigents ainsi placés sont inscrits sur les registres des commissaires et soumis à leur surveillance.

Il n'en est pas de même des *private patients* qui ne relèvent de cette juridiction que dans les cas suivants : lorsqu'ils paient une pension à la famille chez laquelle ils demeurent ; lorsque, malades depuis plus d'une année, ils subissent une détention prolongée, de mauvais traitements, ou que leur état nécessite le recours au restraint ; lorsqu'ils possèdent des biens confiés à un curateur par une *Court of Law*. Même payant pension, les *private patients* échappent à la surveillance des commissaires, si un médecin, praticien dûment enregistré, certifie que la maladie, non confirmée, n'exige qu'un séjour temporaire n'excédant pas six mois, dans la résidence choisie.

On ne trouve pas en Écosse, comme en Angleterre et en Irlande, une catégorie spéciale d'aliénés placés sous la tutelle du Lord Chancelier.

IRLANDE

En 1701, Dublin fêtait l'inauguration d'un *workhouse* consacré aux pauvres de la ville. Dans cet établissement, qui prit en 1730 le nom « d'*Hôpital des Enfants trouvés et Workhouse de Dublin* », nous trouvons le premier souvenir, en Irlande, de cellules destinées aux aliénés; elles avaient été construites sous l'inspiration de sir William Fownes, Lord Maire de Dublin en 1708. En 1711, sur l'ordre du Lord Lieutenant (alors gouverneur de l'hôpital de Kilmainham, ouvert en 1684 pour les soldats invalides), et de Sir Patrick Dun, médecin au même hôpital, furent bâties des cellules, voisines de l'infirmerie et réservées à ceux d'entre ces soldats établis en Irlande qui seraient atteints de folie; démolies en 1730, elles ont été remplacées par d'autres, plus spacieuses et plus convenables. Deux années plus tard, Sir William Fownes, répondant à une communication de Jonathan Swift, doyen de St-Patrick, proposait l'érection, dans la ville de Dublin, d'un hôpital où seraient reçus les aliénés de toutes les parties du royaume ; Swift avait déjà conçu cette philanthropique idée, si l'on en juge par ces vers composés sur lui-même en 1731 :

He gave the little wealth he had.
To build a house for fools or mad.

En 1746, un an après sa mort, les exécuteurs de son vœu se réunissaient en un corps de gouverneurs, et de larges contributions volontaires jointes aux allocations du Parlement et à l'héritage du Doyen, permettaient bientôt la fondation d'un établissement d'aliénés dans le voisinage de Kilmainham. L'hôpital de St-Patrick ouvrit ses portes le 9 septembre 1757, et put recevoir de suite cinquante malades.

Érection d'un asile à Limerick en 1777, et d'un autre à Cork en 1788.

Prison Act. — A cette époque la seule loi régnante était le *Prison Act.* Les grands jurys accordaient certaines sommes, prises sur les deniers publics, aux asiles, où les magistrats pouvaient faire interner tout individu regardé comme idiot ou aliéné. Pas de certificats médicaux, et pouvoirs du magistrat sans limite.

En 1804, un comité de la Chambre des Communes, chargé d'étudier les besoins des aliénés en Irlande, déclarait dans son rapport que l'Act de Georges III, concédant aux grands jurys le droit d'accorder les sommes indispensables au maintien des quartiers d'idiots et d'aliénés, n'était pas observé, et proclamait la nécessité de créer quatre asiles, un pour chacune des provinces de l'Irlande.

Bill de 1805. — Un Bill déposé dans ce sens le 21 mars 1805, ne réussit pas à passer.

Asile de Richmond. — En 1814, sur la proposition du gouvernement, en vue de soulager le sort des aliénés en Irlande, la Chambre des Communes votait la construction d'un asile à Richmond ; cet établissement ouvrit ses portes en 1815.

Comité de 1817. — Mais l'encombrement des maisons existantes fit bientôt reconnaître la nécessité de nouvelles fondations, et le comité de 1817 proclama l'urgence de créer quatre ou cinq asiles pouvant contenir chacun cent vingt à cent cinquante aliénés ; l'Irlande étant divisée en districts, les dépenses seraient supportées par les comtés en faisant partie.

Act de 1817. — Du précédent rapport résulta l'*Act* de 1817 : *To provide for the Establishment of Asylums for the Lunatics Poor in Ireland.* — Frais de construction avancés par le

Fonds Consolidé, et remboursés par les comtés. Principaux fonctionnaires nommés par le Lord Lieutenant.

Surintendance générale dévolue au *Board* des commissaires, désignés par le gouvernement, et remplissant des fonctions gratuites.

Act de 1821. — En 1821, un *Act* du Parlement invitait le Lieutenant d'Irlande à faire procéder à la construction d'asiles ne contenant pas moins de cent et pas plus de cent cinquante aliénés indigents. Huit commissaires étaient nommés pour surveiller l'exécution des travaux. A la suite de ce vote commença l'érection de neuf asiles, pouvant donner place à neuf cent quatre-vingts malades, et situés à Armagh, Ballinasloe, Carlow, Clonmel, Limerick, Londonderry, Maryborough, Waterford. Les grands jurys des assises devaient accorder les sommes nécessaires.

Act de 1826. — L'Act de 1826 soumit les asiles aux visites des inspecteurs des prisons. Personne ne pouvait désormais, sans licence concédée par juge de paix, ouvrir une maison destinée au traitement des aliénés. L'admission nécessitait un ordre et le certificat d'un médecin non intéressé dans les bénéfices de la maison. Les établissements autorisés, non dirigés par un médecin, recevaient tous les quinze jours une visite médicale; l'inspecteur s'y rendait une fois tous les six mois, et pouvait en outre faire des visites spéciales; à la suite de deux de ces dernières, il avait le droit de mettre un malade en liberté. Rapport annuel des inspecteurs au Lord Lieutenant et au Lord Chancelier.

L'Act ne s'étendait pas aux asiles publics.

Act de 1830. — Un *Act* du Parlement convertit, en 1830, l'asile de Richmond en asile de district pour la ville de Dublin.

Act de 1838. — En 1838, *Act for the more effectual provision* *for the prevention of offences by insane persons.* Toute personne arrêtée dans des circonstances dénotant un dérangement d'esprit et l'intention de commettre un crime, comparaissait devant les magistrats, et la signature de deux juges, appuyée sur l'avis d'un médecin, suffisait pour l'envoi en prison. Le Lord Lieutenant, s'il le pensait utile, prescrivait le transfert de ces individus, de même que celui des convicts, dans un asile d'aliénés.

Bill de 1842. — Un Bill présenté dans les premiers mois de 1842 par le Solicitor general pour l'Irlande, *for amending the Law relating to private Lunatics Asylums in Ireland*, passait le 12 août de la même année.

Rapport de 1843. — Un comité chargé par la Chambre des Lords de vérifier la situation des aliénés indigents en Irlande, présenta son rapport en 1843. Il démontrait l'insuffisance des asiles de district où l'on avait dû, faute de place, refuser cent cinquante malades dans le cours de l'année ; quant aux divers établissements destinés aux aliénés indigents et supportés par des taxes locales, comme à Kilkenny, Lifford, Limerick, Island Bridge, Dublin, etc., ils étaient misérables et de plus encombrés. Le nombre des aliénés détenus en prison avait augmenté, grâce en partie à l'*Act* de 1838 ; tandis qu'en 1837 on ne comptait que 37 aliénés conduits dans les geôles, ce chiffre s'élevait en 1840 à 110, dont 81 maniaques, 17 idiots et 12 épileptiques, et le 1er janvier 1843, à 214, dont 40 seulement avaient commis une action criminelle. Les autorités locales se plaignant de ce nombre toujours croissant, le rapport demandait qu'on suspendît d'urgence l'envoi des aliénés dans les prisons et maisons de correction, et qu'une loi vînt amender l'*Act* de 1838, cause d'abus aussi criants. Il proposait en outre : l'appropriation des *workhouses* à la garde et au traitement des aliénés ; la création d'un établissement central réservé aux aliénés criminels, et placé sous le contrôle immédiat et la direction du gouvernement de l'Irlande; l'érection d'asiles nouveaux, destinés aux épileptiques, aux idiots et aux aliénés chroniques, ou l'agrandissement des maisons actuelles, par addition d'ailes distinctes spécialement consacrées à ces catégories de malades. Enfin il invitait le Parlement à se préoccuper du sort des aliénés indigents.

Ce rapport donna lieu à une correspondance active entre le gouvernement irlandais et les directeurs des asiles de district, Lord Elliot ayant adressé, en novembre 1843, une circulaire aux superintendants pour réclamer leur opinion sur les réformes proposées. Ils confirmèrent les conclusions du comité, et traitant la question de la visite bisannuelle des asiles par les deux inspecteurs généraux des prisons, furent unanimes à proclamer la complète inutilité de cette inspection, dans les conditions où elle était faite. Le gouvernement interrogea également les grands jurys de chaque comté sur la convenance des emplacements proposés pour les nouveaux asiles.

Act de 1845. — L'*Act* de 1845 fit disparaître les règlements législatifs qui limitaient le nombre des aliénés pour chaque asile. Il décida l'érection d'un établissement central réservé aux aliénés criminels, et ajouta l'asile de Cork aux asiles de district déjà existants.

Act de 1846. — En 1846, *Act to amend the laws as to district asylums in Ireland, and to provide for the expenses of inspection of Asylums.*

Act de 1855. — L'*Act* de 1855 était une suite du *Private Asylum Act* de 1842, et contenait de nouvelles dispositions concernant le remboursement des sommes avancées par le Fonds Consolidé pour l'érection et l'agrandissement des asiles d'aliénés en Irlande.

Rapport de 1855. — La même année, nous trouvons dans le 7th *Report on the district, criminal and private lunatic asylums* *in Ireland* les objections des inspecteurs à la résidence des aliénés dans les *poorhouses.* « Il est évident que la place la plus convenable pour toute personne atteinte de folie, démence ou idiotie, qu'elle soit inoffensive ou non, est un établissement spécialement destiné aux aliénés, bien dirigé et bien administré, et dont le personnel soit familiarisé avec le traitement de chaque forme de folie.....

L'attention du pouvoir exécutif doit être attirée sur la question de savoir s'il n'est pas temps de séparer complètement les aliénés indigents de la portion saine de la communauté ; sans compter le devoir moral envers cette dernière classe, il en résulterait pour les malades plus de soins et de bien-être qu'il n'en peuvent trouver dans les *workhouses*.....

Ce serait une grave erreur de croire que même les sujets tombés dans la plus abjecte dégradation intellectuelle ne soient pas susceptibles du moindre soulagement ; car il n'est pas de forme de folie, depuis le plus violent état d'excitation maniaque jusqu'au dernier degré de l'imbécillité qui ne puisse être amélioré par un traitement judicieux, impossible à appliquer en dehors des établissements spéciaux. » Les Inspecteurs proposaient, dans ce but, d'agrandir quelques-uns des asiles déjà existants, par adjonction, à peu de frais, de bâtiments auxiliaires convenables, pourvus de larges dortoirs au rez-de-chaussée.

D'autre part ils constataient que l'asile central établi à Dundrum pour recevoir les aliénés criminels de l'Irlande, avait été, dès le début, l'objet d'un plein succès. On avait restreint les admissions, soit aux cas d'un caractère grave, soit aux malades ayant manifesté des symptômes particulièrement dangereux ou une propension invétérée à des actes criminels. 28 aliénés criminels, c'est-à-dire près du quart du nombre total, avaient été portés comme guéris ou convalescents. « S'il se fût agi des pensionnaires ordinaires d'un asile, on leur aurait, après une observation d'environ six semaines, accordé l'exeat ; mais à l'asile de Dundrum, leur séjour sera beaucoup plus longtemps prolongé, car, même dans les plus favorables circonstances, nous ne saurions proposer la mise en liberté, à moins d'une guérison ininterrompue, accompagnée d'une bonne conduite exemplaire, d'une durée de quinze mois au minimum..... Au point de vue moral, le fait même d'ouvrir les portes d'un asile tel que Dundrum, et d'accorder leur liberté à ceux que l'on en a jugés dignes, produit un effet bienfaisant et calmant sur ceux qui restent séquestrés ; car si ces derniers ne conservent aucun espoir de liberté en cas de guérison, et se sentent voués à un séjour perpétuel au milieu d'êtres privés de la raison, il peuvent, grâce à leur nombre, devenir dangereux, et difficiles à maintenir.....

Il serait fort à désirer, dans tous les cas où un homme accusé de meurtre ou de tentative grave contre la vie d'autrui, obtient son acquittement en qualité d'aliéné irresponsable, que la justice établit les antécédents.....

Aussi longtemps qu'un asile (son titre importe peu, fût-il asile pour criminels) servira de demeure aux malheureux qui, dans une heure de délire, ont commis les actes les plus épouvantables, ou à ceux qui, postérieurement au jugement, ont présenté des signes de folie, aussi longtemps cet asile aura droit à notre bienveillance et à notre sympathie ; mais il cesserait de remplir son but philanthropique, le jour où, par suite d'une bienfaisance exagérée ou d'une enquête insuffisante, il deviendrait le refuge de personnes à la réception desquelles il n'était pas destiné, ou concéderait l'immunité à ceux-là qui ne la méritaient point. »

Rapport de 1857. — Dans leur 8e rapport, 1857, les commissaires condamnaient le système consistant à envoyer en prison les aliénés dangereux ; les magistrats jouissaient en effet du droit de faire enfermer dans les geôles toute personne reconnue atteinte de troubles mentaux et sur le point de commettre un acte délictueux ; le Lord Lieutenant pouvait ensuite ordonner le transfert dans un asile de district. Le nombre des aliénés ainsi emprisonnés, en Irlande, s'élevait pour les années 1855 et 1856 à 1,296. Les geôles devenant autant de canaux de transmission aux asiles, il en résultait un dérangement sérieux de la discipline des prisons, et une augmentation considérable de dépenses pour le public. De plus, les familles en profitaient pour se débarrasser sommairement de leurs malades gênants ; c'était pour elles peine perdue de demander une admission à l'asile suivant les règles établies, et elles préféraient arguer de l'existence de penchants violents, qui trop souvent n'étaient que le résultat d'une irritation provoquée. La police escortait les malheureux à la prison du comté.

Quant à l'asile central des criminels à Dundrum, le rapport s'exprimait ainsi : « La plus grande, pour ne pas dire la seule difficulté résulte de la présence à l'asile de coupables qui simulent la folie, ou dont le droit à la désignation d'aliénés est au moins douteux. Ce sont des individus transférés des prisons après condamnation ; au cours du jugement il n'avait pas été question de folie. Quelques-uns semblent avoir porté un défi à toute discipline ; insensibles aux remontrances et aux punitions (sous l'influence probable de la ferme résolution de ne céder qu'après avoir obtenu ce qu'ils désirent), ils sont intraitables en prison ; leur conduite semble étrange et bizarre, et les autorités adressent au pouvoir exécutif un rapport sur l'insuffisance de leurs moyens de traitement ; elles constatent que l'établissement se trouve en proie au tumulte et à la confusion ; il conviendrait donc de transférer le prisonnier à l'asile de Dundrum. L'air de Dundrum, sa situation gaie et salubre, la transition d'une réclusion sévère et du dur régime de la prison à une liberté relative et à un régime meilleur, produisent rapidement un changement dans la manière d'être du détenu ; il se considère néanmoins comme ayant des titres à être entretenu par le gouvernement ; reconnu aliéné, on n'a pas le droit d'exiger de lui aucun travail..... La loi doit-elle considérer comme aliénés les individus qui, en pleine conscience du bien et du mal, ont commis un délit contre l'ordre public, et qui, tandis qu'ils subissent leur peine, réduisent à néant autorité et discipline, grâce à leur insubordination et à la perversité de leur caractère ? Car si, après la condamnation, ce genre de conduite met à l'abri des pénalités attachées au crime, il devrait à fortiori, dûment établi pendant le procès, faire accorder l'acquittement sur le terrain de l'aliénation mentale. La solution de ce point présente une grande importance.

La bienveillance, et peut-être le savoir supérieur de certaines personnes, voudrait associer le crime à la folie ; nous ne saurions partager cette manière de voir, et admettre qu'un absolu dédain des perceptions morales puisse excuser des actes dont les auteurs ont parfaitement compris à l'avance les résultats et les responsabilités..... »

Rapport de la commission royale en 1858. — Une commission royale, nommée en 1856, pour étudier l'état des asiles et autres établissements consacrés aux aliénés en Irlande, ainsi que la législation mentale dans cette partie du Royaume-Uni, déposa son rapport en 1858. Les aliénés indigents, entretenus sur les deniers publics, se trouvaient répartis dans les asiles de district (au nombre de 16), les *workhouses*, les geôles, et l'asile criminel central. Pour les asiles de district, les règlements existants, déjà imparfaits en eux-mêmes, étaient en général mal exécutés, négligés ou violés ; les livres où l'on devait inscrire, à certaines périodes fixes, l'état de chaque malade, n'existaient pas ou étaient tenus d'une façon fantaisiste.

Distribution hygiénique insuffisante des asiles tant anciens que nouveaux, surtout au point de vue du chauffage et de la ventilation ; dans nombre de maisons, défaut de propreté, etc., etc. La loi exigeait que le directeur eût la garde des instruments de restraint, dont lui seul avait le droit d'autoriser l'emploi ; il devait de plus enregistrer tout recours au restraint mécanique, et en indiquer les raisons ; mais le plus souvent ces règlements ne recevaient pas leur application.

Quant aux quartiers d'aliénés des *workhouses*, ils étaient absolument impropres à la détention des malades ; ceux-ci ne pouvaient en effet compter, pour les aider et veiller sur eux, que sur leurs camarades indigents, pensionnaires du *workhouse*, gens peu aptes et peu enclins à leur donner des soins ; d'où résultat des moins satisfaisants. (A ce sujet, un des inspecteurs des aliénés en Irlande, le Dr Nugent, dans une lettre adressée au vicomte Naas, secrétaire en chef, faisait observer que la cause de cette condition défectueuse des aliénés dans les *workhouses*, paraissait avoir échappé à l'attention des commissaires. La loi absolue de l'union n'admettant sous aucun prétexte des domestiques payés dans les *workhouses*, il en résultait naturellement que les déments et les idiots ne pouvaient compter que sur les bons et charitables offices des pensionnaires indigents de la maison).

Les commissaires réprouvaient l'emploi des geôles comme lieu de détention pour les aliénés, ces sortes de construction n'offrant aucun aménagement favorable au traitement de la folie. Réclamant une réforme absolue de la législation mentale, ils proposaient la création d'un *Board* central ayant la pleine direction et superintendance de tous les asiles publics et privés, ainsi que le contrôle des *single lunatics*. Ce *Board* serait composé de trois membres payés (deux médecins et un légiste). Les commissaires ne demandaient pas qu'on leur associât des membres non payés, comme en Angleterre et en Écosse, et cela pour les raisons suivantes : la présence de membres non payés n'ajouterait aucun poids à l'autorité du *Board*; un service assidu s'obtiendrait difficilement de personnes ainsi nommées ; enfin il était d'une grande importance que les commissaires désignés, non contents de siéger au *Board* central pour diriger l'administration des asiles, se tinssent constamment au courant par des inspections fréquentes. Ils rempliraient donc les fonctions d'inspecteurs, avec plein pouvoir d'examen pour tout ce qui aurait rapport à l'administration et à l'état des asiles, et droit d'y pénétrer à toute heure de jour ou de nuit, et de siéger, mais non de voter, à la réunion des *Boards* des gouverneurs.

Dans les questions d'agrandissement des asiles existants ou de construction de maisons nouvelles, le *Board* central aviserait le gouvernement, et surveillerait l'exécution des mesures décidées. Jouissant du contrôle suprême pour la concession des licences et la direction des asiles privés, il servirait également d'intermédiaire afin de simplifier et rendre plus satisfaisante la procédure concernant les *Chancery Lunatics*.

On ne consultait jamais les contribuables et leurs représentants, les grands jurys ou les conseils de ville, pour déterminer l'administration des asiles, les agrandissements et l'érection de nouveaux établissements. Les mesures étaient du ressort du pouvoir exécutif, qui fournissait les fonds nécessaires, recouvrant ensuite les sommes avancées au moyen d'impôts sur le district. Le rapport proposait d'accorder, aux contribuables ou à leurs représentants, voix au chapitre sur un sujet les intéressant d'aussi près, et de donner aux grands jurys ou aux conseils de ville le privilège d'élire une partie des gouverneurs dont la nomination appartenait entièrement au gouvernement. Il réclamait de plus un nouveau code de règlements concernant l'administration intérieure des asiles publics.

Comité de 1859. — Le comité de 1859 insistait sur la nécessité de prévoir la présence, dans les asiles irlandais, d'une classe de malades un peu au-dessus de la classe indigente, pour l'entretien desquels leurs amis consentiraient à payer une petite somme additionnelle.

Rapport de 1861. — Dans leur dixième rapport, en 1861, les inspecteurs des asiles réclamaient la création d'établissements pour les malades qui, incapables de payer la pension d'une maison de santé privée, ne pouvaient être admis dans un asile public, n'étant pas indigents.

Act de 1861. — L'*Act* de 1861 ne faisait que reprendre les diverses dispositions des lois précédentes concernant les asiles publics et privés.

Act de 1867. — En 1867, *Act* pourvoyant au salaire des personnes attachées aux asiles de district, et amendant la loi sur la garde des aliénés et idiots dangereux, qui devaient passer par la prison au lieu d'aller directement dans les asiles. A partir du 1er janvier 1868, nul ne devait être envoyé dans les geôles.

Act de 1868. — L'année suivante, 1868, *Act* pour la vérification des comptes dans les asiles de district.

Act de 1871. — D'après le *Lunacy Regulation Act* de 1871, lorsque les biens de l'aliéné ne dépassaient pas 700 livres de capital ou 50 de revenu, le Lord Chancelier était libre de ne pas imposer les mêmes frais et obligations que dans le cas de personnes plus riches.

Règles de 1874. — En 1874, nouveau code de règlements rendus par le Conseil privé, et fixant les devoirs des superintendants médicaux des asiles irlandais.

Act de 1875. — En 1875, *Act* consignant dans les *poorhouses* les aliénés chroniques non dangereux.

Commission d'enquête de 1878. — La commission d'enquête sur les aliénés, nommée en 1878 par le Lord Chancelier, présenta son rapport l'année suivante. Elle demandait que chaque province fût pourvue de trois catégories d'établissements : 1° un ou plusieurs hôpitaux destinés aux cas de folie récente ; 2° des asiles de première classe pour les affections chroniques nécessitant des soins spéciaux ; 3° des asiles de seconde classe, auxiliaires des *workhouses*, pour les aliénés inoffensifs. L'entière direction du département des aliénés en Irlande serait placée sous le contrôle général du *Local Government Board*.

Bill de 1880. — Le 20 janvier 1880, Lord O'Hagan, Chancelier d'Irlande, présentait le *County Court Juridiction in Lunacy Bill* qui non seulement passa à la Chambre des Lords, mais vint en troisième lecture le 17 août devant les Communes. Ses dispositions avaient pour but de protéger les aliénés possesseurs de biens minimes non soumis au contrôle de la Chancellerie à cause des dépenses qui en résulteraient ; ces biens étaient en général laissés à la merci de parents ou étrangers qui en usaient à leur guise. Le Bill donnait aux juges des cours de comté, à l'égard des aliénés placés dans leur ressort, dont le capital ne dépasserait pas 700 livres et le revenu 50, des pouvoirs semblables à ceux concédés au Lord Chancelier par l'*Act* de 1871.

Bill de 1881. — Le 6 avril 1881, M. Litton présentait le *Lunacy Law Assimilation (Ireland) Bill*, qui n'atteignit pas la Chambre des Lords. Parmi les principaux articles, nous nous contenterons de citer ceux relatifs à l'inspection des aliénés négligés, et au *boarding out*, dans des places convenables, et sous la direction des gouverneurs des asiles de district, de malades soigneusement choisis.

Depuis cette époque, il n'a pas été présenté de Bill important pour l'Irlande, qui ne possède pas, comme l'Angleterre et le pays de Galles, un *Act* consolidé.

SITUATION ACTUELLE DES ALIÉNÉS EN IRLANDE

La réception d'un malade dans un établissement particulier, pourvu d'une licence, ne peut se faire que sur un ordre accompagné du certificat d'un médecin non intéressé aux bénéfices de la maison.

La procédure d'admission des aliénés indigents dans un asile public est expéditive. Lorsqu'un homme donne des signes d'aliénation mentale, il est conduit devant deux magistrats qui, après avoir reçu les déclarations d'un parent et provoqué un examen médical immédiat, ordonnent la séquestration à l'asile.

Le *Board* des gouverneurs des asiles de district peut autoriser le placement d'un malade, sur le vu des pièces suivantes : 1° une déclaration faite devant un magistrat ; 2° un certificat délivré par un magistrat, un ecclésiastique ou un *guardian* des pauvres ; 3° un certificat médical constatant l'aliénation et la nécessité de l'internement ; 4° un engagement signé de la personne qui place le malade de le retirer de l'asile à la première réquisition des inspecteurs ou des gouverneurs. Mais le *Board* ne se réunissant qu'une fois par mois, force est, dans l'intervalle, de se contenter de la procédure précédemment décrite, plus rapide en cas d'excitation subite et violente.

Les aliénés criminels sont envoyés à l'asile central de Dundrum. Les geôles renferment encore un certain nombre de détenus atteints de folie.

Dans les *workhouses*, on trouve surtout des aliénés chroniques et inoffensifs. Il n'existe pas de surveillance spéciale pour les aliénés indigents placés dans des habitations particulières, ou jouissant de leur liberté.

Les asiles de district en Irlande sont les suivants :

Armagh.
Ballinasloe.
Belfast.
Carlow.
Castlebar.
Clonmel.
Cork.
Down.
Ennis.
Enniscorthy.
Kilkenny.
Killarney.
Letterskenny.
Limerick.
Londonderry.
Maryborough.
Monaghan.
Mullingar.
Omahg.
Richmond.
Sligo.
Waterford.

PRINCIPAUX ACTS SUR LES ALIÉNÉS

Angleterre et pays de Galles.

17. Edward II, c. 11	*Custody of Lands of Idiots*	1324
17. Edw. II, c. 94	*Custody of Lands of Lunatics*	1324
17. Georges II, c. 5	*Dangerous Lunatics Act*	1744
14. Geo. III, c. 49	*Private Mad-houses Act*	1774
39-40. Geo. III, c. 94	*Insane Criminals Act*	1800
48. Geo. III, c. 96	*To Provide asylums for the reception of lunatics*	1808
51. Geo. III, c. 74	*Lunatic Acts Amendment Act*	1815
59. Geo. III, c. 127	*For making provisions for the better care of pauper lunatics*	1819
8-9. Geo. IV, c. 40	*Lunatic Asylum Regulation Act*	1828
2-3. Will. IV, c. 107	*Lunatic Acts Amendment Act*	1832
1-2. Victoria, c. 14	*Criminal Lunatics Act*	1838
3-4. Vict.	*Insane Prisoners Act*	1840
6. Vict.	*Act for regulating the prison at Milbank*	1842
7-8. Vict., c. 101	*Poor Law Amendment Act*	1844
8-9. Vict., c. 100 et 126 ...	*Regulation of the care and treatment of Lunatics*	1845
13-14. Vict., c. 60	*The Trustee Act*	1850
13-14. Vict., c. 161	*Poor Law Amendment Act*	1850
14-15. Vict., c. 81	*Indian Lunatics Act*	1851
15-16. Vict., c. 48	*Amendment of the Law respecting to Property of Lunatics*	1852
15-16. Vict., c. 55	*To extend the provision of the Trustee Act 1850*	1852
16-17. Vict., c. 70	*Lunacy Regulation Act*	1853
16-17. Vict., c. 96	*Lunacy Acts Amendment Act*	1853
17-18. Vict., c. 13	*To amend and explain Lunacy Regulation Act 1853*	1854
17-18. Vict., c. 114	*London University Graduates Act* ...	1854
18-19. Vict., c. 105	*Lunacy Acts Amendment Act*	1855
19-28. Vict., c. 87	*To amend the Lunacy Regulation Act 1853*	1856

22-23. Vict., c. 49	*Poor Law Amendment Act*	1859
23-24. Vict., c. 75	*Criminal Lunatic Asylums Act*	1860
23-24. Vict. c. 127	*To amend the Law relating to attorneys, solicitors, proctors and certificated conveyancers*	1860
24-25. Vict., c. 55	*Poor Law Amendment Act*	1861
25-26. Vict., c. 86	*Lunacy Regulation Act*	1862
25-26. Vict., c. 111	*Lunacy Acts Amendment Act*	1862
26-27. Vict., c. 110	*Lunacy Acts Amendment Act*	1863
28-29. Vict., c. 79	*Poor Law Act*	1865
28-29. Vict., c. 80	*Lunacy Acts Amendment Act*	1865
30. Vict., c. 6	*Metropolitan Poor Act*	1866
29-30. Vict., c. 109	*Naval Discipline Act*	1866
30-31. Vict., c. 87	*Court of Chancery (Officers) Act*	1867
30-31. Vict., c. 106	*Poor Law Amendment Act*	1867
31-32. Vict., c. 132	*Poor Law Amendment Act*	1868
32-33. Vict., c. 78	*Criminal Lunatics Act*	1869
34-35. Vict., c. 14	*County Property Act*	1871
36-37. Vict., c. 66	*Supreme Court of Judicature Act*	1873
38-39. Vict., c. 77	*Act to amend and extend the Supreme Court of Judicature Act*	1875
39-40. Vict., c. 61	*Poor Law Act*	1876
44-45. Vict., c. 58	*Army Act*	1881
46-47. Vict., c. 82	*Lunacy Regulation Amendment Act.*	1882
46-47. Vict., c. 38	*Trial of Lunatics Act*	1883
47-48. Vict., c. 31	*Insane Criminals Act*	1884
47-47. Vict., c. 64	*Act to consolidate and amend the Law relating to Criminal Lunatics*	1884
48-49. Vict., c. 52	*Lunacy Acts Amendment Act*	1885
49-50. Vict., c. 25	*Idiots Act*	1886
51-52. Vict., c. 41	*Local Government Act*	1888
51-53. Vict., c. 41	*Lunacy Acts Amendment Act*	1889
53-54. Vict., c. 5	*Lunacy Act*	1890
54-55. Vict., c. 65	*To amend the Lunacy Act 1890*	1891

Écosse.

Statute of Robert I	*For the Keeping and custody of persons of furious mind.*	
Act of 1585	*Providing to the nominations of tutors at law.*	
46. Geo. III, c. 156	*Providing for the erection of a lunatic hospital in the city of Edinburgh* ..	1806

55. Geo. III, c. 69...... *Act to regulate mad-houses in Scotland*............................ 1815

9. Geo. IV, c. 34...... *Lunacy Acts Amendment Act*....... 1828

4-5. Victoria, c. 60...... *Act to alter and amend certain Acts regulating mad-houses in Scotland, and to provide for the custody of dangerous lunatics*................ 1841

12-13. Vict., c. 51......... *Act for the protection of persons under mental incapacity*.......... 1849

20-21. Vict., c. 71......... *Act for the regulation, care, and treatment of lunatics, and for the provision, regulation and maintenance of asylums*................. 1857

21-22. Victoria,.. 1858

25-26. Vict., c. 54......... *Act to make further provisions respecting lunacy in Scotland*........... 1862

27-28. Vict., c. 59......... *Act to continue the Deputy Commissioners in Lunacy in Scotland, and to make further provisions for their salaries*.......................... 1864

29-30. Vict., c. 51......... *Lunacy Acts amendment Act*........ 1866

34-35. Vict., c. 55......... *To amend the laws relating to criminal and dangerous lunatics in Scotland*............................ 1871

Irlande.

27. Geo. III, c. 39...... *Prison Act.*

55. Geo. III, c. 107...... *For building an asylum in Dublin.*

57. Geo. III. c. 166...... *To provide for the establishment of asylums for the lunatic poor in Ireland.*

1-2. Geo. IV, c. 33...... *To provide for the erection of asylums for the insane poor in Ireland.*

7. Geo. IV, c. 74...... *To continue and extend the former provisions.*

11. Geo. IV, c. 22.. 1830

1-2. Vict., c. 27......... *Act for the more effectual provision for the prevention of offences by insane persons*.................. 1838

5-6. Vict.,................ *Act for amending the law relating to private lunatic asylums in Ireland.* 1842

8-9. Vict., c. 107......... *To provide for the creation of a central asylum for criminal lunatics*...... 1845

9-10. Vict., c. 115	*To amend the laws as to district asylums in Ireland*..................	1846
14-15 Vict., c. 46		1851
18-19. Vict., c. 76.........	*To continue the private asylum act of 5 and 6 Vict*.........................	1855
18-19. Vict., c. 109.........	*For further provisions for the repayment of advances out of the consolidated fund for the erection and enlargement of asylums for the lunatic poor in Ireland*..............	1855
24-25. Vict., c. 57.........	*To continue the acts respecting private and public asylums*..........	1861
30-31. Vict., c. 118.........	*To amend the laws relating to the custody of dangerous lunatics and idiots*............................	1867
31-32. Vict., c. 97.........	*To make provisions for the audit of accounts of district asylums*.......	1868
34-35. Vict................	*Lunacy Regulation Act*.............	1871
38-39. Vict.. c. 67.........	*To consigne to the poorhouses chronic lunatics not being dangerous*......	1875

IMPRIMERIE LEMALE ET Cie, HAVRE

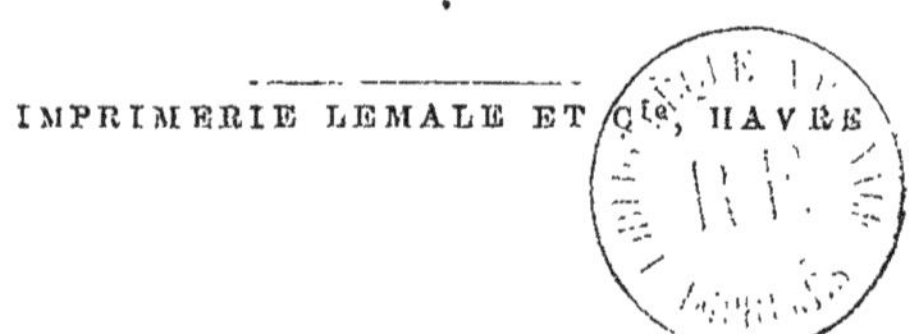

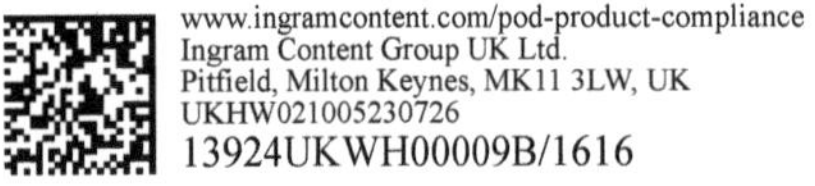
www.ingramcontent.com/pod-product-compliance
Ingram Content Group UK Ltd.
Pitfield, Milton Keynes, MK11 3LW, UK
UKHW021005230726
13924UKWH00009B/1616

9 782019 641627